JN241863

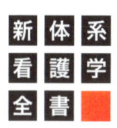

新体系
看護学
全書

基礎科目
物理学

メヂカルフレンド社

　40年ほど前，コメディカルにおける物理学は，必修科目であったにもかかわらず大変お粗末な内容であった。看護についてまったく考慮されていない，いわゆる「一般的な物理学」で，ニュートンの法則から始まる非常に難しく，そして，退屈な内容だったといえる。当時，非常勤講師として教鞭をとっていた私は，看護教育の現場における「物理学」の扱われ方に対し，教える側に大きな責任があると感じていた。そのため，まずは自分の授業から工夫ができないかを考え，看護の現場を意識して教えることから始めた。小石の落下速度の話を点滴に置き換えて講義をしたところ，学生たちの講義に対する興味の示し方に大きな変化が生じた。学生たちの関心に顕著な高まりを感じられたことは，今でも思い出すことができる。

　時を経て，コメディカルの学問と物理学とが無関係でないということの認知が進み，手技・手法の根拠を紐解き理解することによって，手技・手法に工夫を加えることができることや安全なケアに提供し，つながるということの認識が現在では広まっている。「看護サイエンス」や「コメディカルの物理学」「人間工学」などの分野が生まれ，看護の場に取り入れられるようになったことからも，このことが分かるだろう。

　コメディカルを目指す学生たちは日々の学習のなかでさまざまな手技・手法を学ぶこととなる。そして学校を卒業すると，これらの手技・手法を毎日職場で求められる。これらの手技・手法は，ただ実施すればよいというわけではない。「この手技は何を意味するのだろうか」「この手法を行う根拠はなにか」……それらを理解したうえで，日々のケアを提供しなければならないのである。これは看護師にもその他のコメディカルにも共通する話だ。

　たとえば，体位には多くの種類がある。体位変換の際には，「なぜ体位を変えなければならないのか」や「どうすれば安全に体位を変えることができるのか」を考えなければ，患者にとって安心・安楽なケアが提供できないことは明白である。これらを考える際に必要となる知識が物理学だ。コメディカルとして働く人々が物理学の知識をもたなかったらどうなってしまうだろうか。酸素ボンベを使う場面で，酸素ボンベの持続時間や残存量の計算ができない……などという危機的な状況が生じてしまうかもしれない。酸素ボンベの持続時間や残存量を知るためには圧力についての知識が必要となる。このほか，近年の看護の現場では，電気や放射線・内視鏡など，幅広い知識が求められる傾向にある。そこで，この本では，コメディカルに必要な物理学を網羅的にまとめた。章末には演習用の問題を配しているので，自らの理解度について問題を通して把握し，繰り返し学習に励んでほしい。

コメディカルを目指す人たちが物理学を学ぶためのテキストの編著者として，物理学に興味や関心を持つ人々が増えたことを心から嬉しく思う。また，今回，改訂にあたりメヂカルフレンド社をはじめとする関係各所の皆様・読者の皆様には，この場を借りて心よりお礼申し上げたく思う。

2019 年 11 月

平田　雅子

執筆者一覧

編集・執筆

平田　雅子　　　前神戸市看護大学短期大学部教授

目次

第 1 章

看護における力学の基礎
―体位変換の原理を学ぶ―

この章では

● ベクトルとスカラーの違いを理解する。
● 質量と重さ（重力）の違いを理解する。
● 作用・反作用の違いを理解する。
● 位置エネルギーと運動エネルギーの違いを理解する。

I　力の加減

A　ベクトルとスカラー

　図 **1-1abc** は，物体に 5 と 3 の大きさの力がそれぞれ働いた場合を示している。この 2 つの合計の力の大きさと方向はいずれも異なる。その理由は何であろうか。

　それは，力が「大きさだけでなく，方向も考えなければならない量」だからである。このような量を**ベクトル**（または**ベクトル量**）という。力以外に，速度や加速度もベクトルである。

　一方，5 個のリンゴに 3 個を加えると 8 個になる。また，面積 $20m^2$ を $10m^2$ 広げると $30m^2$ になる。このように加法が成り立つのは，個数や面積は，大きさ（3 個や $10m^2$ など）だけを必要とし，方向は考えなくてもよい量だからである。これを**スカラー**（または**スカラー量**）という。

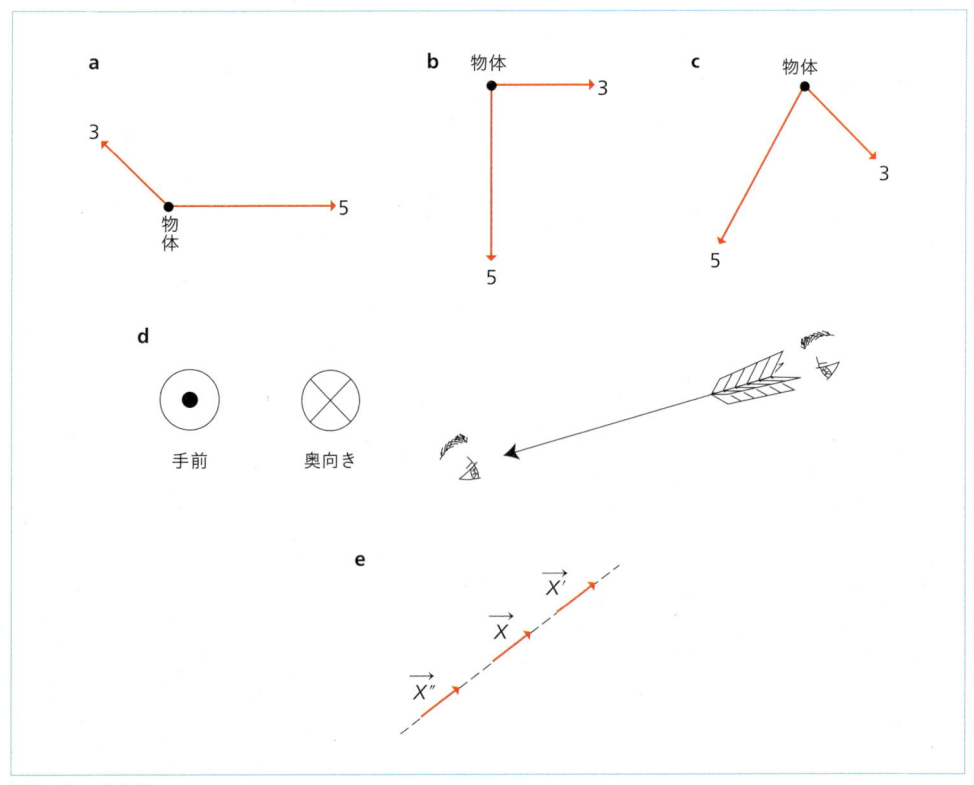

図1-1　ベクトル

ベクトルを表すには矢印を用い，向きと長さを示す。仮に 1cm を 1 の大きさとすると，矢印が 5cm で右斜め上向きのベクトル **A** は，「大きさ 5・方向が右斜め上」のベクトルを意味する。また，ある量を特にベクトルとして示したいときには，**A** または $\vec{A}$ のように表し，そのスカラーは A（または $|\vec{A}|$）で表す。矢印で表せない手前や奥向きの場合は，図 1-1d を用いる。これはベクトルを矢羽根に見立てているのである。

図 1-1e は $\vec{X}$ の前後に延長した線（**作用線**）の上に $\vec{X}$ と同じ長さの $\vec{X'}$ や $\vec{X''}$ を示したのであるが，どれも大きさと方向が同じであるから，$\vec{X} = \vec{X'} = \vec{X''}$ が成り立つ。

これにより，ベクトルは作用線上を移動できることがわかる。

B ベクトルの加法

物体に対して大きさが等しく方向が反対の 2 つの力が働いたとき，力はつり合い，物体は静止したままである（図 1-2a）。ここで別の場合を考えてみる。

図 1-2b は物体に力 $\vec{A}$ と力 $\vec{B}$ が働いたとき，平行四辺形を作図し，その対角線が合計の力（**合力**（ごうりょく）$\vec{C}$ になることを示している。これを**平行四辺形の法則**とよぶ。ベクトルの加法の答えはこのように 2 つの力で平行四辺形をつくることで求められる。

図 1-3a は，寝ている人を複数人で持ち上げるとき，四方からシーツなどを持って引っ張り上げる様子を示している。このとき，持ち上げるそれぞれの人は斜め上方に力を入れているのに，合力は真上になり，患者を真上に持ち上げることができる。これは実際には図 1-3b のように力を入れているものの，ベクトルは作用線上を移動できるので，図 1-3b′ のように力が働くのである。

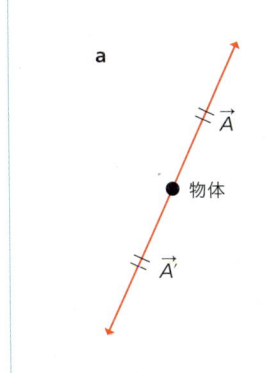
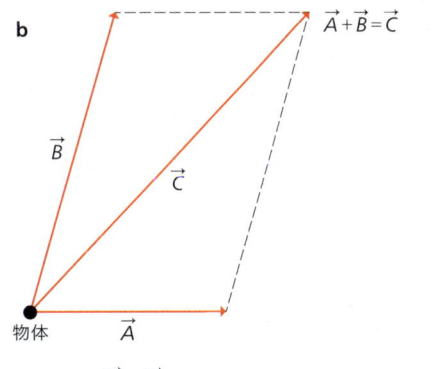

a
物体

大きさが等しく方向が反対の力が
働く場合，力はつり合い，物体は
静止する

b
$\vec{A} + \vec{B} = \vec{C}$

物体 $\vec{A}$

2 つの力（$\vec{A}$ と $\vec{B}$）でつくられた
平行四辺形の対角線（$\vec{C}$）が合力
となる

図 1-2 ベクトルの加法

1
力学の基礎
看護における

2
剛体の力学

3
浮力と流体

4
圧力

5
電気学
看護に必要な

6
熱現象

7
音に関する現象

8
光に関する現象

9
放射線の防護と
応用

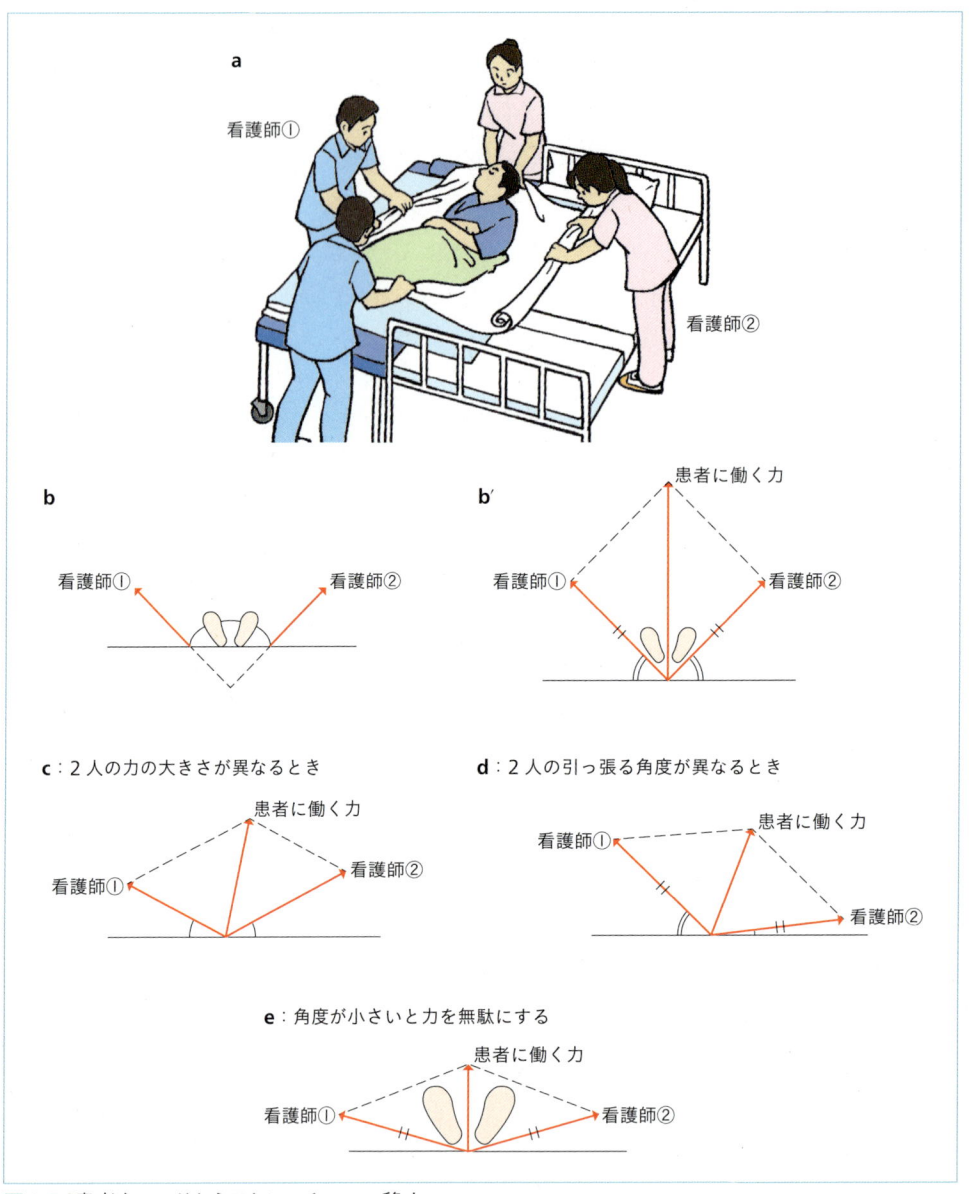

図1-3 患者をベッドからストレッチャーへ移す

　しかし，2人の**力の方向や大きさ**が著しく異なると，合力は真上の方向ではなく斜めの方向になってしまう（図1-3cd）。そのため，合力を真上の方向にするためには，左右の人が引っ張る傾きと力の大きさを等しくする必要がある。また，傾きが小さいと合力も小さくなり，患者をうまく持ち上げることができなくなる（図1-3e）。看護師などがベッドに近づきシーツをできるだけたぐりよせて持つのは，傾きを大きくするためである。

　図1-4a はラッセル牽引の様子を示している。1kg の重りで引っ張ったとき，患者の大腿骨はどの方向にどれだけの力を受けるだろうか。②は，滑車を①の位置から移動させ，

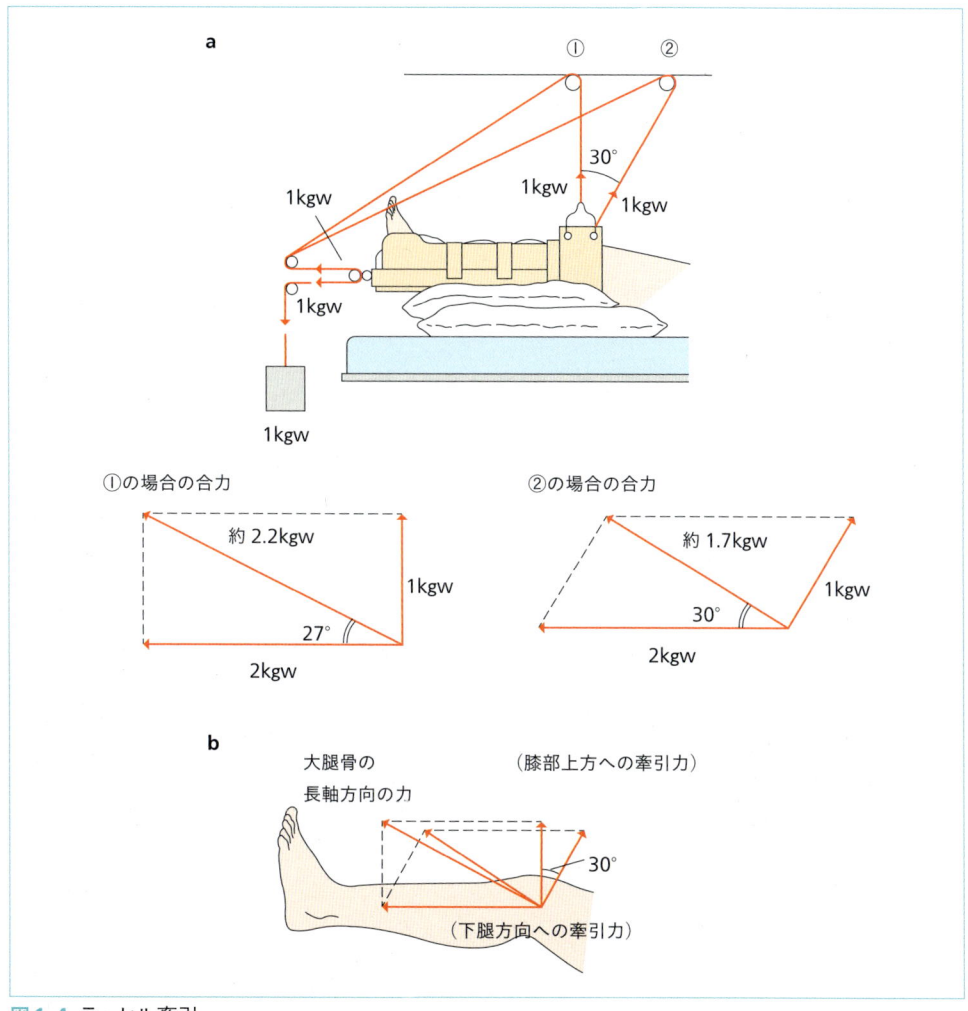

図1-4 ラッセル牽引

1 看護における力学の基礎

2 剛体の力学

3 浮力と流体

圧力

5 看護に必要な電気学

4 熱現象

音に関する現象

光に関する現象

放射線の防護と応用

ロープが垂直方向から30°ずれた方向に引く場合を示している。詳しくは本節-D「質量と重さ（重力）」で述べるが，質量1kgの重りが真下へ引っ張る力を1kgw（キログラム重^{じゅう}）という。ロープが張っているので，矢印の力はすべて1kgwとなり，合力は，①では水平から27°の方向に約2.2kgwの力が，②では30°の方向に約1.7kgwの力が大腿骨を引っ張っていることになる。つまり，上部の滑車を少しずらすことで，大腿骨にかかる力の大きさと方向を微妙に変えることができるのである（図1-4b）。

C ベクトルの減法

図 1-5a は，図 1-2b で示したベクトルの加法を再現したものである。ベクトルの減法の場合はこの逆を行えばよい。つまり，$\vec{C}$ に相当する対角線をもつ平行四辺形をかけば，その 2 辺に相当する力（$\vec{A}$, $\vec{B}$）を導くことができる。

減法とは，**分解された 2 つの力（分力）**を求めることである。分力を求める場合には，次のような注意が必要である。

図 1-5b は $\vec{F}$ を 2 つの力に分解して，分力を求めた場合を示している。$\vec{F}$ を対角線にもつような平行四辺形をかけば，その 2 辺が分力に相当するのであるが，$\vec{F}$ の分力は $\vec{A}$ と $\vec{B}$ でもあるし，$\vec{X}$ と $\vec{Y}$, $\vec{S}$ と $\vec{T}$ でもあり，答えが定まらない。しかし，「右方向と真上方向への分力を求めよ」と**分力の方向**が指定されれば，答えは $\vec{A}$ と $\vec{B}$ に定まる。

つまり，分力を求めるときは，必ず分解の方向を指定しなければならないのである。これは，いうまでもなく力がベクトルであるためである。

ここで分力の考え方の具体例を考えてみよう。絆創膏をはがすとき，図 1-6a のように引っ張るのが正しいとされるのはなぜだろうか。

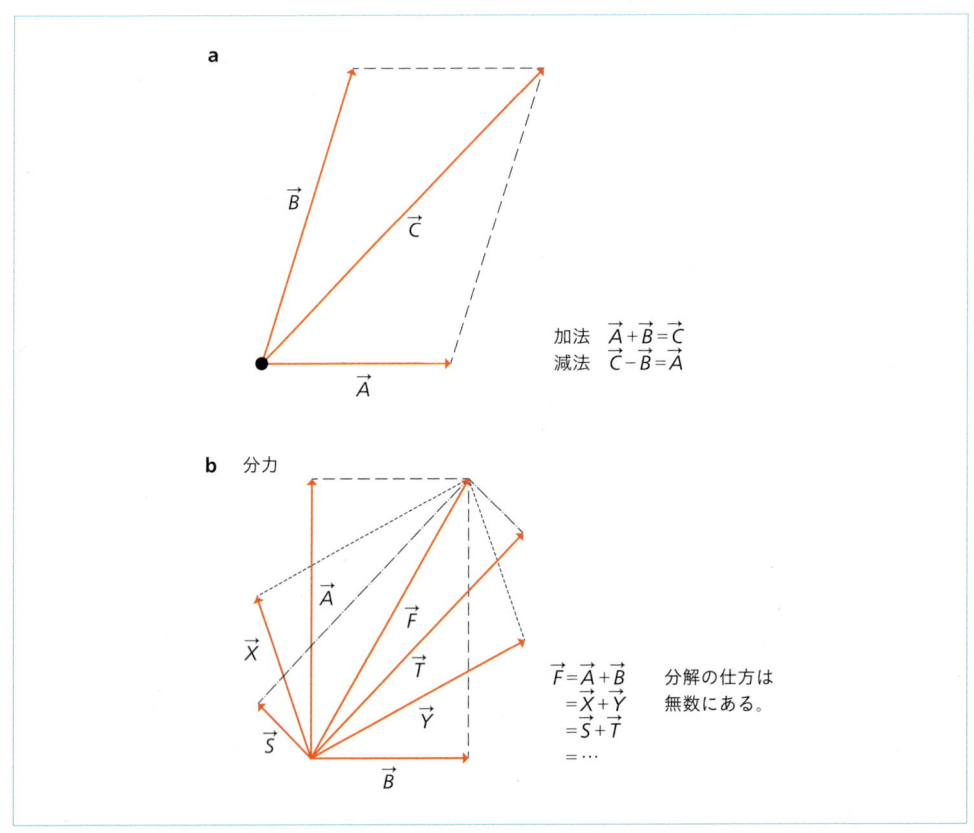

図1-5 ベクトルの加法と減法

1
看護における
力学の基礎

2
剛体の力学

3
浮力と流体

4
圧力

5
看護に必要な
電気学

6
熱現象

7
音に関する現象

8
光に関する現象

9
放射線の防護と
応用

図 1-6ab どちらも水平から同じ傾きで，同じ大きさの力を入れていたとする。力 $\vec{F}$ を皮膚に沿った方向と皮膚に垂直な方向とに分けると，それぞれの分力は図 1-6ab のようになる。垂直方向の力 $\vec{B}$ は両方とも等しい。これは皮膚から絆創膏をはがそうとして働くためである。また，皮膚に沿った方向の力 $\vec{A}$ の大きさは等しくても ab で方向が逆になる。

a では，絆創膏をはがしたい方向に引っ張っているが，b では逆方向なのでうまくはがれないだけでなく，はがす方向とは逆方向へ皮膚が引っ張られて痛いだろう。

また，$\vec{B}$ は絆創膏を皮膚からはがす力であるが，皮膚も持ち上げるので，皮膚が弱い人は痛みを感じるだろう。したがって，そのような人では，c のように引っ張る角度を小さくして，$\vec{B}$ の力を小さくし，ゆっくりはがすことが望ましい。

また，包帯を巻く場合も図 1-7a のほうが b より望ましいとされているのは，b の場合は縦方向に引く力が働いていないので縦方向にずれやすいのに対し，a の場合は横方向にも縦方向にも力が働いていて，どちらにもずれにくいためである。

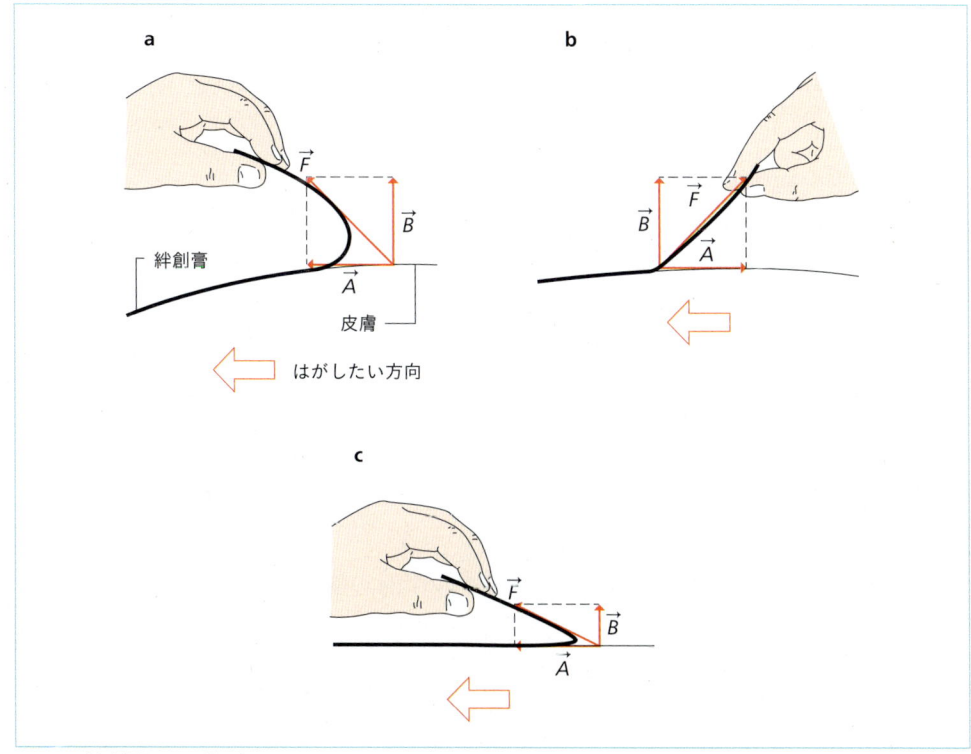

図 1-6 絆創膏のはがし方

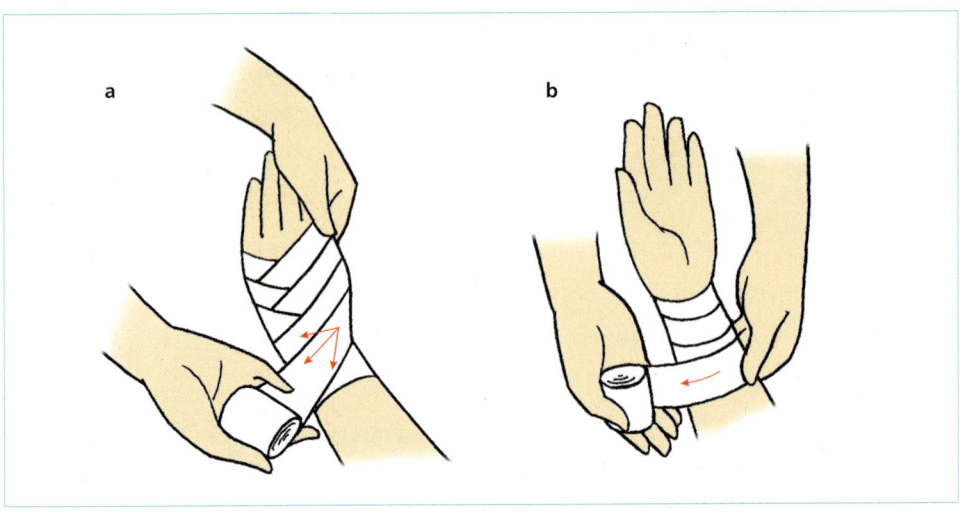

図1-7 包帯の巻き方が及ぼす影響

D 質量と重さ（重力）

1. 質量と重さの違い

　質量とは，物体そのものの分量を表す物質量のことで，物体固有の量である。質量が物体固有の量であるということは，物体が日本にあってもアメリカにあっても，あるいは月や宇宙空間にあっても同じ値をもつということである。

　質量の単位に kg や g を用いるため，「質量は重さと同じである」と考える人がいるが，それは大きな誤りで，**質量**と**重さ**は異なる量である。

　たとえば，体重を測定するために体重計に乗ったとする。針が振れるのは，人が体重計を押さえたからである。その力は地球からの引力であり，体重計に乗っている人に働いている。つまり，「重さ＝地球の中心方向に引かれる力＝**重力**」なのである。仮に同じ人が月で体重を測定したとする。この場合，人の質量は変わっていないはずなのに，体重計の針の振れは地球上よりも約 1/6 に減ってしまう。これは月の重力が地球の約 1/6 しかないためである。このように重さとは，測定する場所によって変わり，物体固有の量ではないということからも，質量と重さは異なることがわかる。

　質量 1kg の物体の重さを 1kgw，同様に質量 1g の物体の重さを 1gw（グラム重）という。重さとは地球が下向きに物体を引っ張る力（重力）なので，kgw や gw は重力の単位でもある（ただし，日常生活では，体重 50kg や豚肉 100g のように重さにも質量と同じ単位の使用が許されている）。

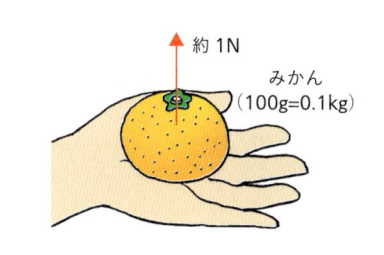

約 1N

みかん
(100g=0.1kg)

(100g のみかんを手で
支えるためには約 1N
(0.1kgw) の力を要する

図 1-8 力の単位（ニュートン）

1 看護における力学の基礎

2 剛体の力学

3 浮力と流体

4 圧力

5 看護に必要な電気学

6 熱現象

7 音に関する現象

8 光に関する現象

9 応用 放射線の防護と

2. 力の単位

1kgw という力は質量 1kg の物体に働く重力である。重力が働くことによって（地球の中心方向に向かって）生じる加速度を**重力加速度**といい，g で表す（g［グラム］と区別するために g と表記する）。**$g=9.8$〔m/s²〕**である。

力＝質量×加速度であるため，質量を m とすると，mg という重力が働くことになる。よって，質量 1kg の物体に働く重力 1kgw とは，次のようになる。

$$1 〔kgw〕= 1 〔kg〕× 9.8 〔m/s^2〕= 9.8 〔kg·m/s^2〕= 9.8 〔N〕$$

ここに出てきた力の単位 $kg·m/s^2$ を**ニュートン**（Newton）とよび，記号 N で表す（N はあとで Pa［パスカル］という圧力の単位を学習するときに必要になる）。

ちなみに 100g のみかんを手で支えたとき，手の受ける力は約 1N（0.1kgw）である。

$$0.1 〔kgw〕= 0.1 〔kg〕× 9.8 〔m/s^2〕= 0.98 〔kg·m/s^2〕= 0.98 〔N〕≒ 1 〔N〕$$

つまり，1N の力とは 0.1kg の物体を支えるときに要する力にほぼ等しいのである（図 1-8）。N の値は kg の値の約 10 倍になるから，10 倍 N ともいわれる。

Ⅱ 作用・反作用の法則

A 作用・反作用の法則とは

ボートで岸を離れるとき，岸辺の岩壁を押すと，ボートは岸を離れることができる。人が岩壁を押す力を**作用する力**，岩壁から人に及ぼされる力を**反作用の力**といい，この作用・反作用の力は互いに大きさが等しく，逆向きの力である。重要なことは，作用の力と反作用の力は異なる物体（この例では，人と岩壁）に働くということである（図 1-9a）。

作用と反作用は同一直線上にあって，反対向きに働き，その大きさは等しい。「押せば押される」と考えるとわかりやすいだろう。

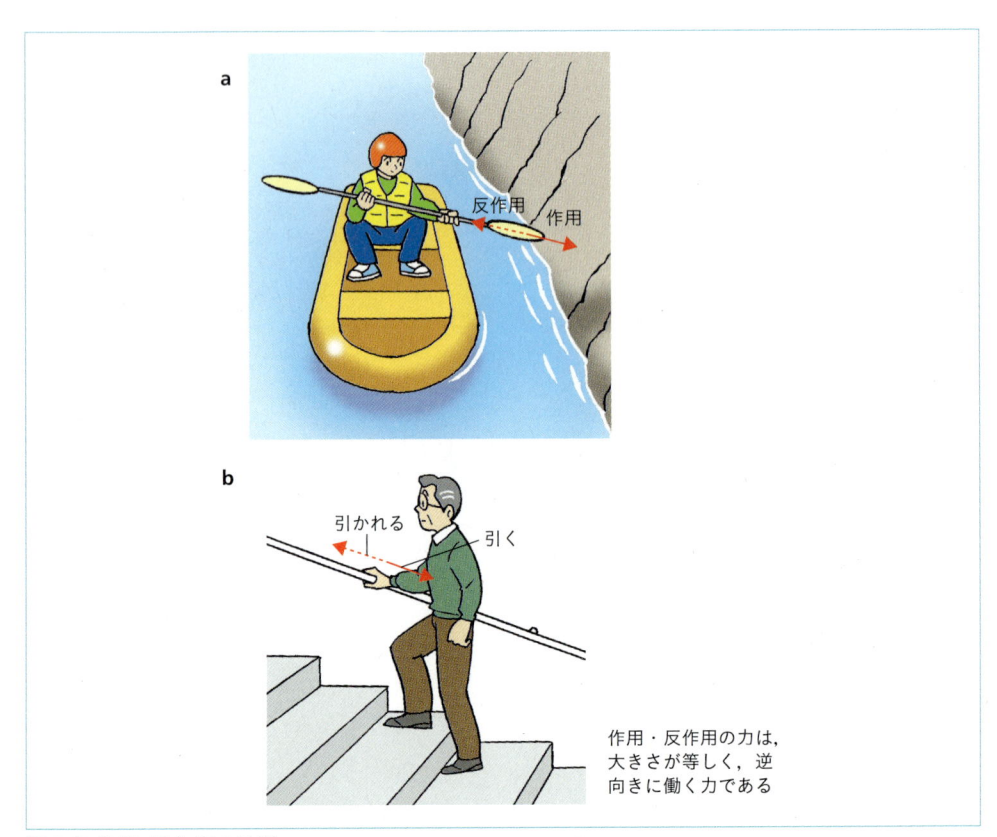

図 1-9 作用・反作用の法則

　ところで，階段を上がるとき，手すりを手前に引くと上方にからだが引かれて楽になる。これも作用・反作用の法則で，「引けば引かれる」ためである（**図 1-9b**）。

Ⓑ 看護に役立つ作用・反作用の法則

　図 1-10a は，看護の際によくみられる動作である。ここでは看護師の左足にかかる力に注目してみよう。看護師の足が床を押す力 F の反作用を F' とし，床に平行な力 A と床に垂直な力 B に分解する。看護師は床を F の力で斜め後方へ押すが，前方への A の力があるから，青い矢印方向に患者を動かす動作が容易になるのである。

　ほかにも，この法則は看護に役立つ場面がある。**図 1-10bcd** に示したほかの 3 つの例を考えよう。

　b では，上半身を持ち上げるとき，片方の手でベッドを押さえると，その力の反作用で上方への動作が楽になる。**c** では，膝でベッドを押した力の反作用で患者を手前に引くのが楽になる。**d** では，トイレで立ち上がるとき，手すりをつかんで斜め下方向に引くと立ち上がるのが楽になる。これも作用・反作用の法則で「引けば引かれる」ためである。作用・反作用の法則は別名「ニュートンの第 3 法則」ともいうが，ここでは詳しく扱わな

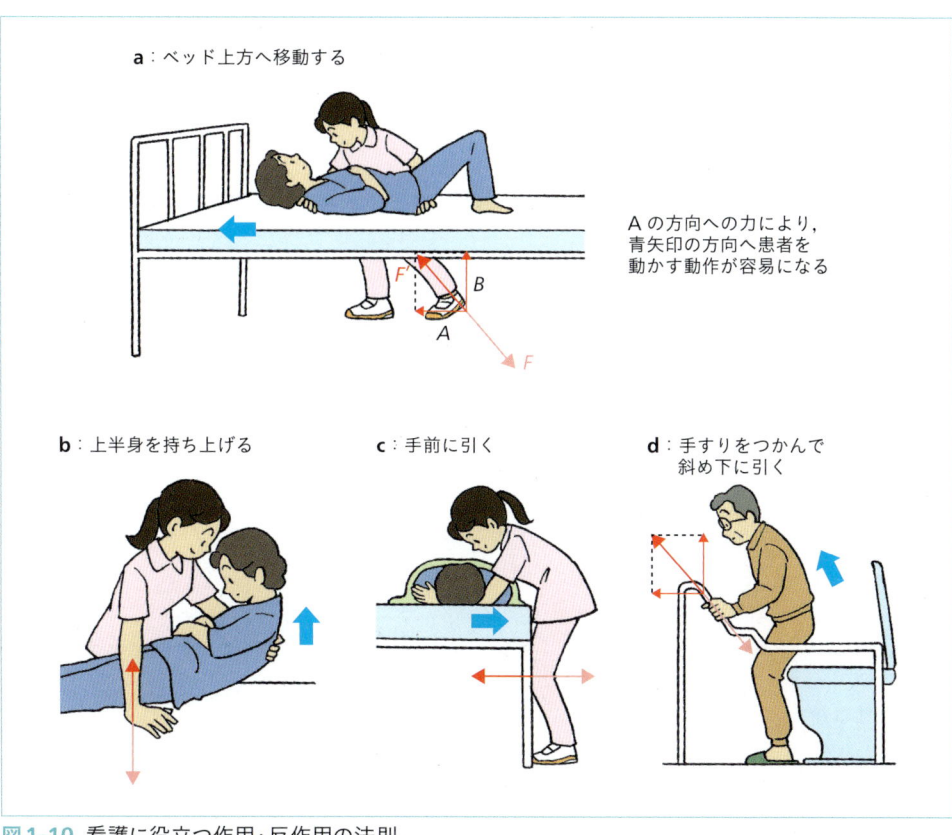

1 看護における力学の基礎

2 剛体の力学

3 浮力と流体

4 圧力

5 看護に必要な電気学

6 熱現象

7 音に関する現象

8 光に関する現象

9 放射線の防護と応用

a：ベッド上方へ移動する

A の方向への力により，
青矢印の方向へ患者を
動かす動作が容易になる

b：上半身を持ち上げる

c：手前に引く

d：手すりをつかんで
斜め下に引く

図 1-10 看護に役立つ作用・反作用の法則

い。よって「押せば押される。引けば引かれる」と理解しておくとわかりやすいだろう。

Ⅲ 力学的エネルギー

A 仕事とエネルギー

私たちはよく「仕事をしたから疲れた」，「エネルギーの消耗が激しい」という表現をするが，そもそも仕事とはどういうことなのだろうか。また，**仕事**と**エネルギー**の関係はどう説明すればいいのだろうか。

ここでは物理学で定義されている仕事，および仕事とエネルギーとの関係について述べる。「仕事」の定義は，日常で用いられている言葉の意味とはかなり異なるだろう。

図 1-11a において，物体に一定の力 F が働き，力の方向に距離 s だけ移動させたとする。このとき，力のする仕事量 W は次のように定義される。

仕事量 W ＝（物体の移動する方向の力成分）×（移動の距離）

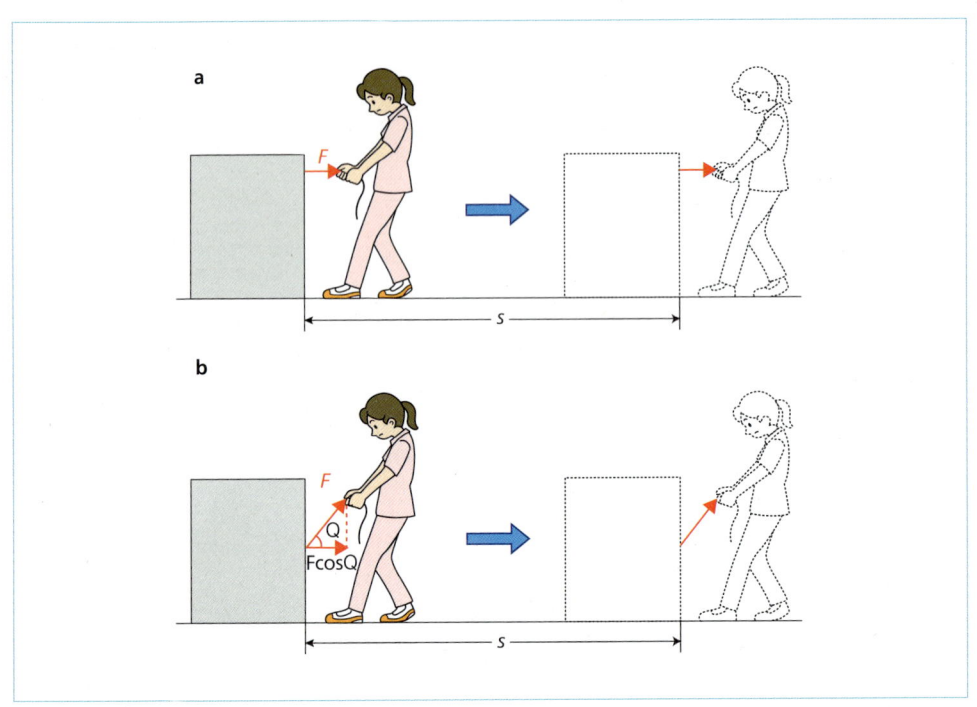

図1-11 仕事量

　この例では，$W = F \cdot s$ である。しかし，図1-11b のように力の方向と移動方向が異なるときは，移動方向に働いた力成分 $F\cos\theta$ を求め，次のようにしなければならない。

　　　$W = F\cos\theta \cdot s$

　仕事量は**ジュール**（Joule，記号は J）という単位を用いる。1N の力が働いて，力の方向に 1m 動かしたときの仕事量を 1J という（図1-12）。

　つまり 1〔J〕＝1〔N·m〕である。ただし，N·m はトルクの単位として用い，仕事やエネルギーの単位としては用いない。

　ここで1歳の赤ちゃん（質量10kg）をベッドから 80cm の高さまで抱き上げるとき，どれだけの仕事をするかを考えてみよう。

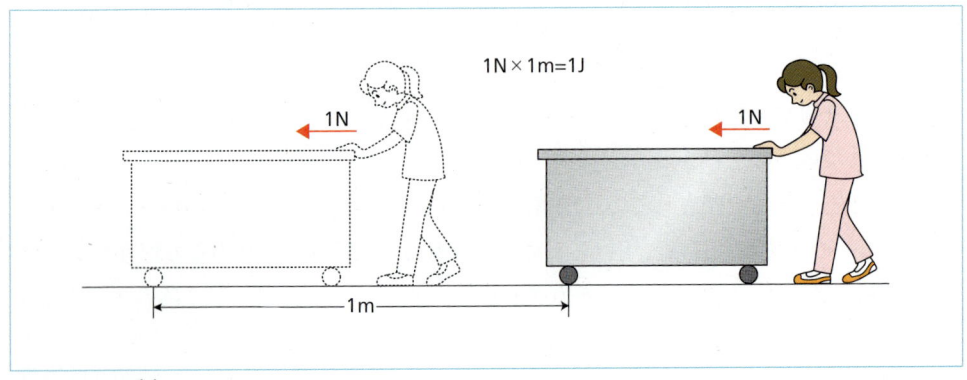

図1-12 1Jの例

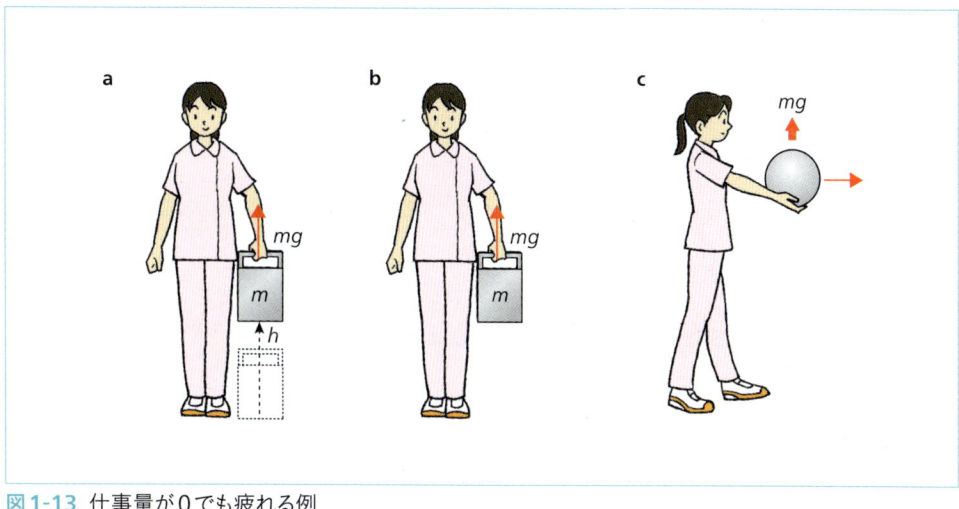

図1-13 仕事量が0でも疲れる例

1
看護における
力学の基礎

2
剛体の力学

3
浮力と流体

4
圧力

5
看護に必要な
電気学

6
熱現象

7
音に関する現象

8
光に関する現象

9
放射線の防護と
応用

質量 m の物体に働く重力は mg であるから上向きに mg の力を入れて0.8m移動させるときの仕事量は，次のようになる。

10〔kg〕×9.8〔m/s^2〕×0.8〔m〕= 98〔N〕×0.8〔m〕= 78.4〔J〕である。

仕事をしたことはエネルギーの消耗でもあるので，仕事量の単位Jはエネルギーの単位でもある。

ところで，図1-13a のように質量 m の荷物を床から持ち上げるとき，上方へ mg の力で h の距離を移動させるのだから，$W = mgh$ の仕事をすることになるが，図1-13b のように支えるだけのときは，移動距離が0なので，$W = 0$，つまり仕事をしていないことになる。それなのに私たちは，図1-13b のように支えているだけでも疲れる。それは私たちの目には見えていないだけで，やはり仕事をしているからである。荷物を支えているとき，人間の筋線維は弛緩と収縮を繰り返していて，収縮するたびに仕事をしているのである。また，図1-13c の場合も仕事量＝0である。これは，移動方向に力が働いていないからである。しかし，図1-13b と同様に筋線維は仕事をしているので疲れる。

Ｂ 力学的エネルギー

1. 位置エネルギーと運動エネルギー

図1-14 のように，鉄塊を落として杭を打ち込む場合，低いところからよりも，高いところから落として打ち込んだほうが，杭をより深く打ち込むことができる。つまり，物体（この例では鉄塊）は，高い位置にあるほうが多くのエネルギーをもつことになる。これを**位置エネルギー**という。

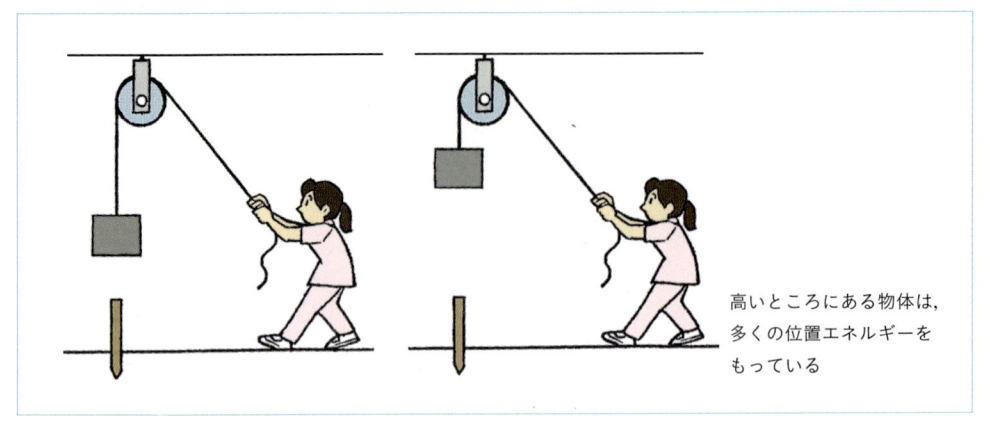

高いところにある物体は，多くの位置エネルギーをもっている

図 1-14 位置エネルギー

　質量 m の物体が高さ h の位置にあるということは，物体に働く重力（mg）に等しい力で高さ h の位置まで持ち上げなければならない（図 1-15）。つまり，私たちは mgh だけの仕事を物体に対して行わなければならない。言い換えれば，h の高さにある質量 m の物体は mgh の仕事をしてもらったので，**高さ h にある質量 m の物体は mgh の位置エネルギーをもっている**ことになる。

　質量 m の物体が高さ h にあるときの位置エネルギーを（高さ 0 の位置に対し），mgh で表す。

　また，速度 v で動く質量 m の物体が並進運動（物体全体の向きを変えずに平行に移動する運動）をするときのエネルギーを**運動エネルギー**といい，次のように表される。

$$運動エネルギー = \frac{1}{2} mv^2$$

　位置エネルギーと運動エネルギーの和を**力学的エネルギー**という。表 1-1 に力学における単位をまとめた。

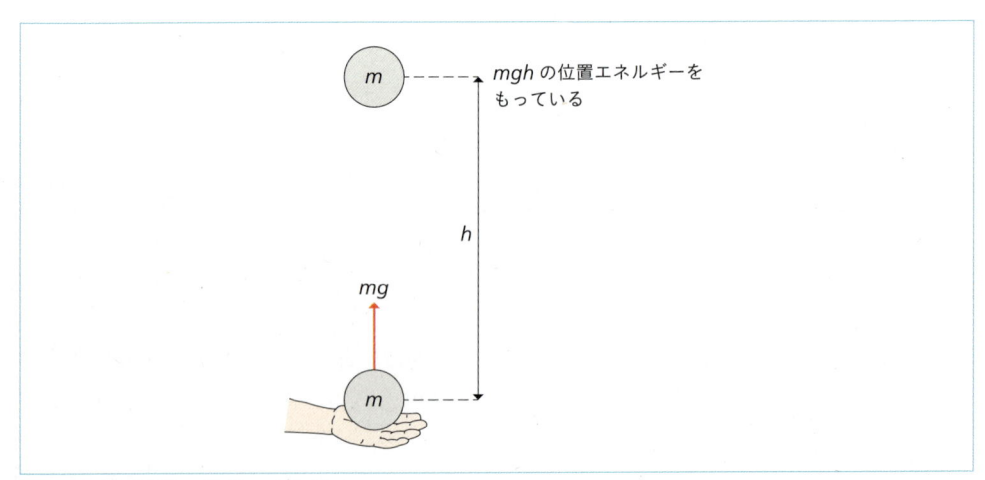

mgh の位置エネルギーをもっている

h

mg

m

m

図 1-15 物体がもつ位置エネルギー

1
看護における力学の基礎

2
剛体の力学

3
浮力と流体

4
圧力

5
看護に必要な電気学

6
熱現象

7
音に関する現象

8
光に関する現象

9
放射線の防護と応用

表1-1 力学における単位のまとめ

単位系	質量	長さ	時間	力	エネルギー
MKS系	kg	m	s（秒）	kg·m/s² （N：ニュートン）	kg·m²/s² ＝ N·m （J：ジュール）

2. 点滴液の落下速度

ここで点滴液の落下速度を考えてみよう（図1-16）。高さ h（Aの位置）にある質量 m の物体のもつ位置エネルギー mgh が，すべて B の位置にくると運動エネルギーが $\frac{1}{2} mv^2$ になる。したがって，次のように計算できる。

$$mgh = \frac{1}{2} mv^2$$

$$\therefore \ v = \sqrt{2gh}$$

$h = 1\mathrm{m}$ とすると，

$$v = \sqrt{2gh}$$
$$= \sqrt{2 \times 9.8 \times 1}$$
$$\fallingdotseq 4.4 \ [\mathrm{m/s}]$$

実際には，液体に粘性（粘稠度）があり，それが管との摩擦，液体どうしの摩擦として働くので，速度はもっと遅くなる。しかし，高さが2倍，3倍……となると，速度は（計算上では）$\sqrt{2}$ 倍，$\sqrt{3}$ 倍（$\sqrt{h}$ に比例）……と変化する。

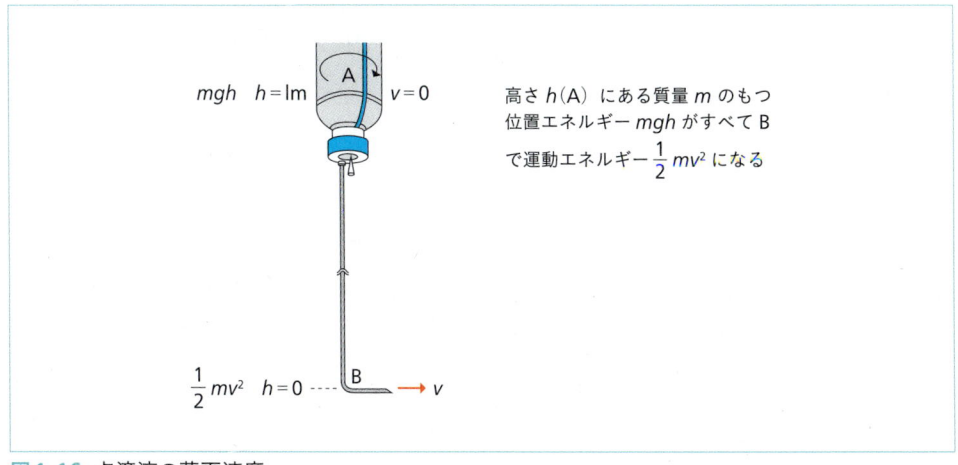

$mgh \quad h = 1\mathrm{m} \qquad v = 0$

$\frac{1}{2} mv^2 \quad h = 0 \quad\text{----} \ \mathrm{B} \longrightarrow v$

高さ h（A）にある質量 m のもつ位置エネルギー mgh がすべて B で運動エネルギー $\frac{1}{2} mv^2$ になる

図1-16 点滴液の落下速度

IV 無視できない摩擦力

A 摩擦力とは

　床の上で荷物を引っ張って移動させているとき，摩擦がなかったらどんなに楽だろうと思うことがしばしばあるが，本当にそうだろうか。

　もし摩擦がなければ，歩くことができない。ひもを引っ張ろうとしても手から抜けるし，荷物をひもで結ぶことさえできない。摩擦というのは一見，よけいなもののように思えるが，なくてはならないものなのである。

　図 1-17a では，荷物（物体）を力 F で引っ張ったが動かず，静止したままである。引っ張る力 F と逆方向につり合った摩擦力 f が働いているからである。これを**静止摩擦力**という。F を少しずつ大きくしていっても，物体はまだ動かない。これは静止摩擦力 f も少しずつ大きくなり，F とつり合っているからである。ここで摩擦力は物体の運動を妨げる方向に働くことを認識しておこう。

　ところが，F をさらに大きくしていくと物体は急に動き出す。静止摩擦力は引っ張る力に応じて大きくなり得るといっても限度がある。つまり，最も大きくなり得る値（**最大静止摩擦力**という）があって，それより大きい力を加えるとつり合いが崩れ，物体は動き出すことになる（図 1-17b）。

　ところで，物体が動き出すと運動摩擦力（運動する物体に働く摩擦力）が働くのに，引っ張るほうが案外楽に感じることがある。それは，運動摩擦力＜最大静止摩擦力だからである（図 1-17c）。

　最大静止摩擦力は動き出す瞬間に生じるから，シーツを急に引っ張ったり，患者を急に動かしたり，止めたりという動作は望ましくないことになる。

B 牽引における摩擦力

　図 1-18 は，重りの重力で牽引（けんいん）している様子を示したものである。ベッドを傾けると，患者に働く重力の，ベッドに沿った方向の分力 A が生じるので，重りの重力が反対方向への牽引力として働き，患者のからだが下方に移動するのを防いでいる。図 1-19a のように重りの牽引力が小さく，しかもベッドの傾きが大きいため A が大きくなり，患者が頭の方向へ移動しそうになると，それを妨げるように足の方向へ摩擦力が働く。

　ところが，図 1-18b のように牽引力が大きく，しかも A が小さくて患者が足のほうへ移動しそうになると，それを妨げるように，今度は摩擦力が頭の方向へ働く。つまり，牽引は運動を妨げる方向へ働く摩擦力が役立つ例である。

a：静止摩擦力

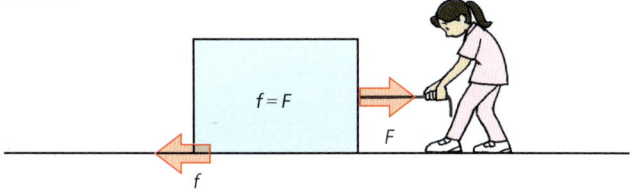

$f=F$

F

f

加えた力（F）と同じ大きさの静止摩擦力（f）が
反対方向に働いているため動かない

b：最大静止摩擦力

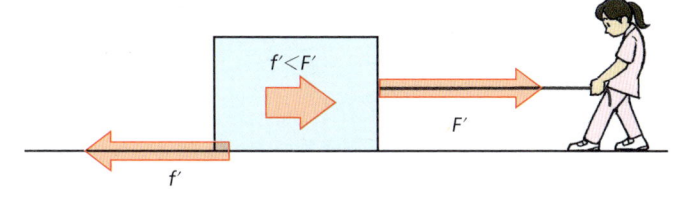

$f'<F'$

F'

f'

最大静止摩擦力を超える力を
加えると動き出す

c：運動摩擦力

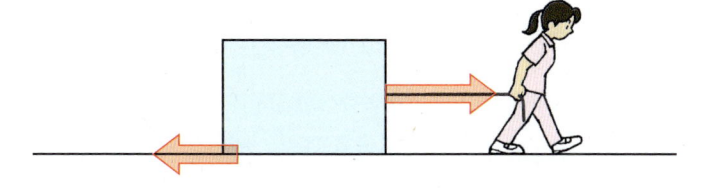

運動摩擦力のほうが最大静止
摩擦力よりも一般的に小さい

d：転がり摩擦力

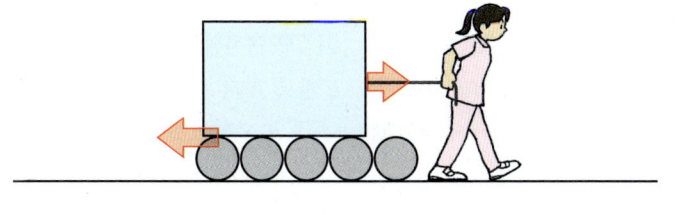

運動摩擦力よりも転がり摩擦力の
ほうが小さい

図1-17　摩擦力のまとめ

1　看護における力学の基礎

2　剛体の力学

3　浮力と流体

4　圧力

5　看護に必要な電気学

6　熱現象

7　音に関する現象

8　光に関する現象

9　放射線の防護と応用

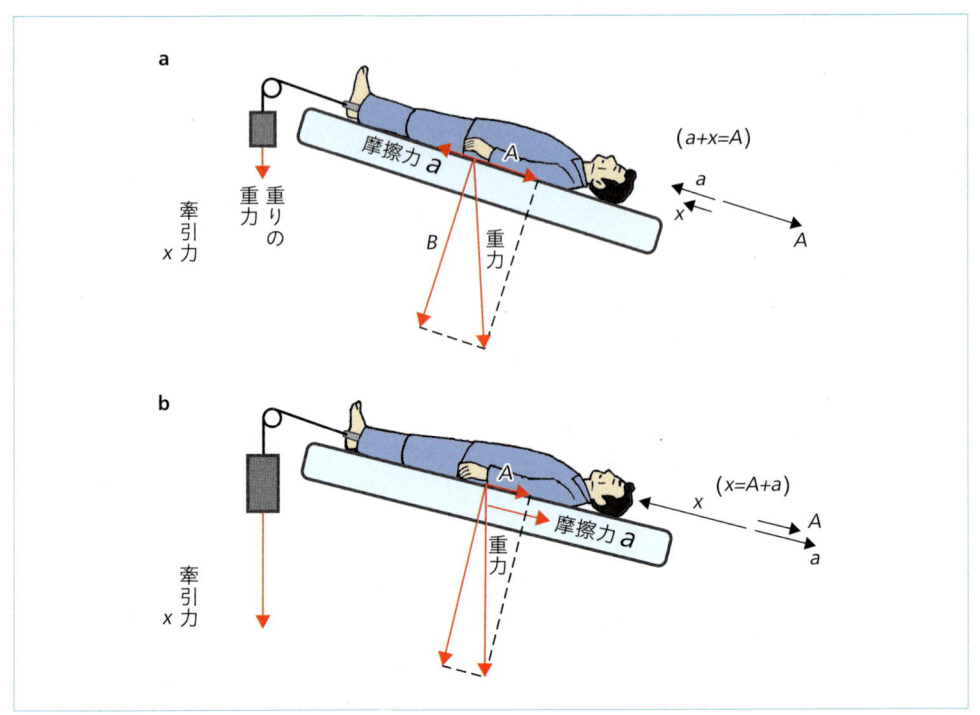

図 1-18 牽引と摩擦力

　もし摩擦が働かなければ，牽引力＝Aの条件が必要になって，重りの重さやベッドの傾きに絶えず注意を払う必要があるが，摩擦が図のように働いてくれるので，あまり神経質になる必要はなく，ほとんどの場合，ベッドの傾きは 15cm くらいの挙上で十分だろう。

C 物体を押す場合と引く場合

　今までは，摩擦力の方向について学習してきた。では，摩擦力の大きさはどうなるのだろうか。

　ここで，①物体が床を押さえる力と，②物体と床のざらつきの度合い（摩擦係数）が大きいほど摩擦力は大きくなることを学んでおこう。確かに，重い物体（①が大きい）ほど，そしてざらついた床（②が大きい）ほど，摩擦力が大きいことから，これは納得できる。

　図 1-19 は荷物（物体）を押す場合aと，引く場合bを表しているが，どちらが楽だろうか。人が加えた力Fを水平方向（x方向）と垂直方向（y方向）に分解し，それぞれF_x，F_yとする。この例では，同じ床で同じ物体であるから②の条件は同じとなるので，①の条件で考えてみよう。

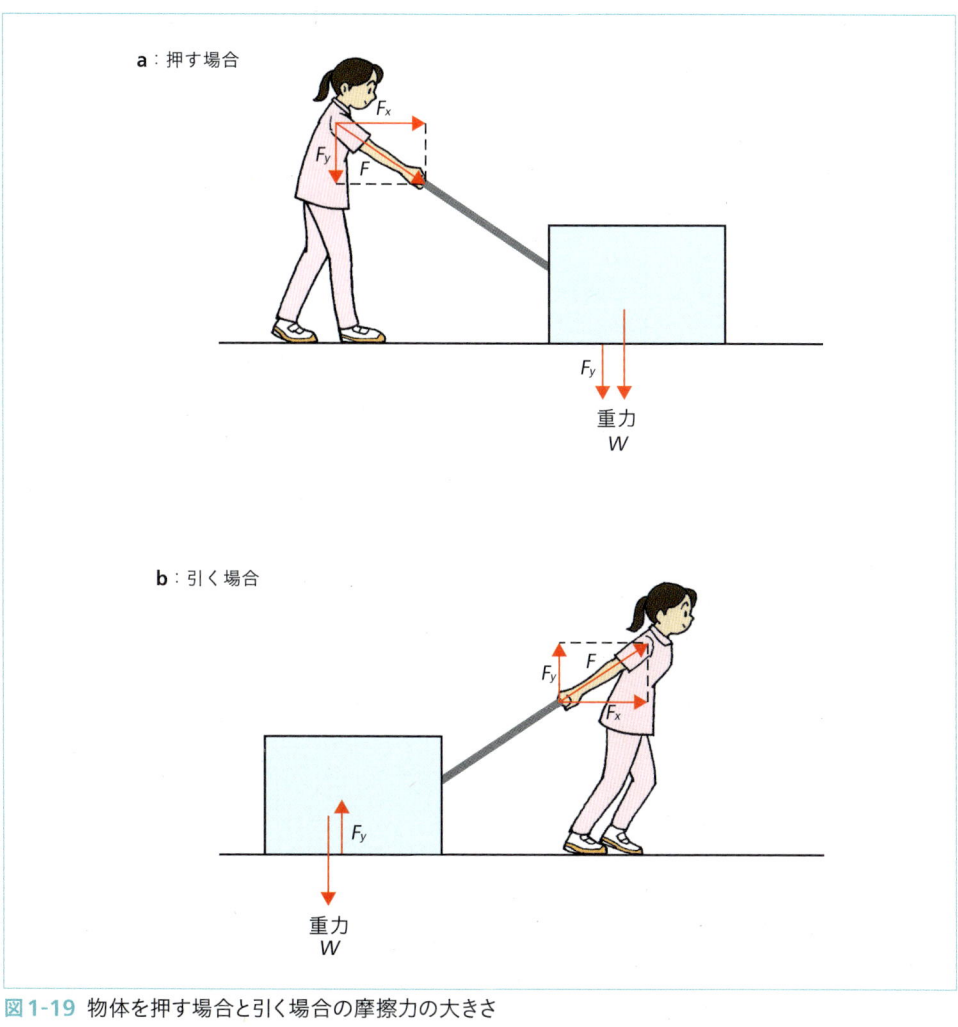

図1-19 物体を押す場合と引く場合の摩擦力の大きさ

- 押す場合（aの場合）

　まず F_x の力で荷物を水平方向（x 方向）へ移動させようとしているが，これはaもbも同じである。また，物体が床を押す力 W も等しい。

　ここでは，F_y が床を押す方向（垂直方向）に働いている。つまり床は，【荷物の重力 W ＋ F_y の力で押されることになる。

- 引く場合（bの場合）

　先述したように，F_x と W は押す場合（aの場合）と同じであるが，F_y の方向がaとは逆で，荷物を持ち上げる方向に働くことにより，床は，【荷物の重力 $W-F_y$】の力で押されるから，①の床を押さえつける力はa＞bとなって，bのほうが摩擦力は小さいことになる。つまり，押すより引くほうが楽なのである。

　ただし，図1-20 のように，水平方向に力を加えている場合は（垂直方向の分力をもたないので），押しても引いても摩擦力の大きさは等しい。

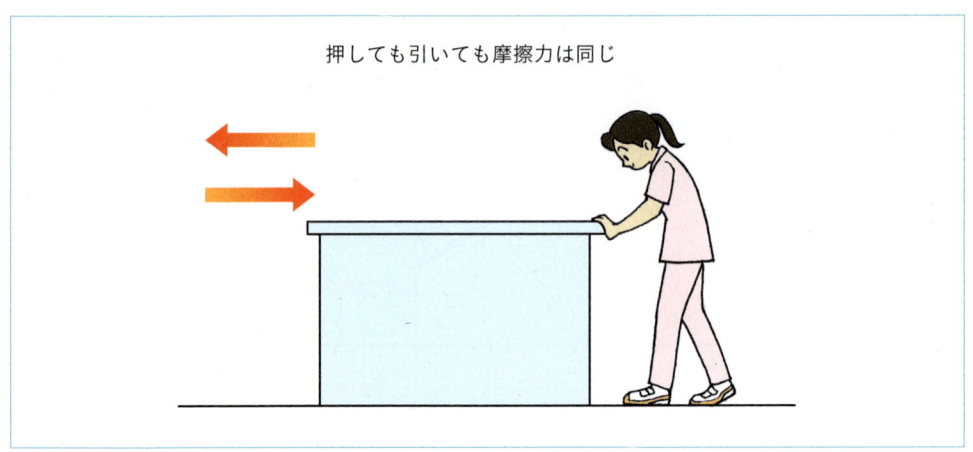

押しても引いても摩擦力は同じ

図 1-20 水平方向に力を加える場合の摩擦力の大きさ

練習問題

1 力学における
看護の基礎

2 剛体の力学

3 浮力と流体

4 圧力

5 看護に必要な
電気学

6 熱現象

7 音に関する現象

8 光に関する現象

9 放射線の防護と
応用

1 長座位から端座位にするとき，**右図 a** のような
V 字にして回転するほうが**右図 b** よりもすぐれて
いる理由をいくつかあげなさい。

a：傾きが小さい場合

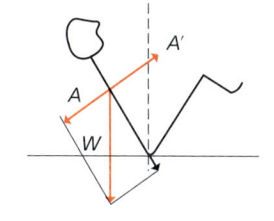

b：傾きが大きい場合

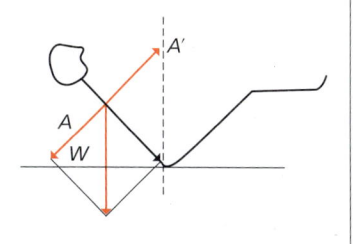

▶ 答えは巻末

第 2 章

剛体の力学
—倒れない条件，倒れにくい条件—

この章では

- トルクとは何かを理解する。
- 看護の場で生かせるトルクの考え方を学ぶ。
- 安定を確保するための条件を学ぶ。

物体を，大きさや形は考えず，質量のみをもつ点（質点）として扱う力学が，第1章で学んだ質点の力学であった。

　この章では，質量はもちろん，大きさももつ物体（これを**剛体**という）として扱う（質点として扱えない）力学を考える。質点として扱えない例は，自分のまわりを回る場合である。たとえば，フィギュアスケートで腕を胸の前で組み，その場で回転する演技がある。スケート選手を質点とみなしたら，この例では静止している（運動していない）ことになり不都合である。

　この章では，回転を伴う物体（ただし，力を加えても変形しない［理想的な］物体）の力学（剛体の力学）などを学び，看護に必要な安定性や，てこの原理などに欠かせない知識に重点をおいて述べる。

I　トルクとは

　回転を伴う道具や動作には，ドアをはじめ，ナットを締めるときのスパナ，物をつかむときの鉗子（かんし），仰臥位（ぎょうがい）から側臥位（そくがい）への体位変換など数多くある。物体を回転させようとするこの能力の大きさのことを，**力のモーメント**または力の能率，**トルク**などという。看護ではトルクという用語が用いられるので，本書ではトルクを使用する。

　ここで，トルクをシーソーで考えてみよう（**図 2-1**）。

　ドアでもシーソーでも回転するにはどこかを固定する必要がある。この固定されている場所をPとして，これを**固定点**という。

　図において，Bの角度はAの2倍になっている。つまり，トルクは加えた力に比例することがわかる（**図 2-1a**）。また，同じ力でも，固定点Pから力が働く点Q（**着力点**という）までの距離PQ＝rに，トルクは比例することもわかる（**図 2-1b**）。

　しかし，**図 2-1c** で示したように力をrと平行の方向（b：rと同じ方向）に加えても，シーソーは回転しない（トルクは0）。トルクに必要な力はrに垂直な力（a）なのである（rに斜めの力が加わる場合は，rに平行な方向と垂直な方向に分ければよい）。

　これまでのことをまとめると，次のことがわかる。

　トルク（の大きさ）は，r（PQ）に垂直な力とrに比例することがわかる。よって，トルクの大きさを表す場合は，次のように表される。

　　　トルク（の大きさ）＝rに垂直な力×r

　この式はトルクを考えるうえで非常に重要な式である。そして，すでに述べたように，力がrに垂直な場合にトルクは最大，rに平行な場合にトルクは0であるから，斜めに力が働いた場合はrに平行・垂直な方向の分力を求めなければならない。

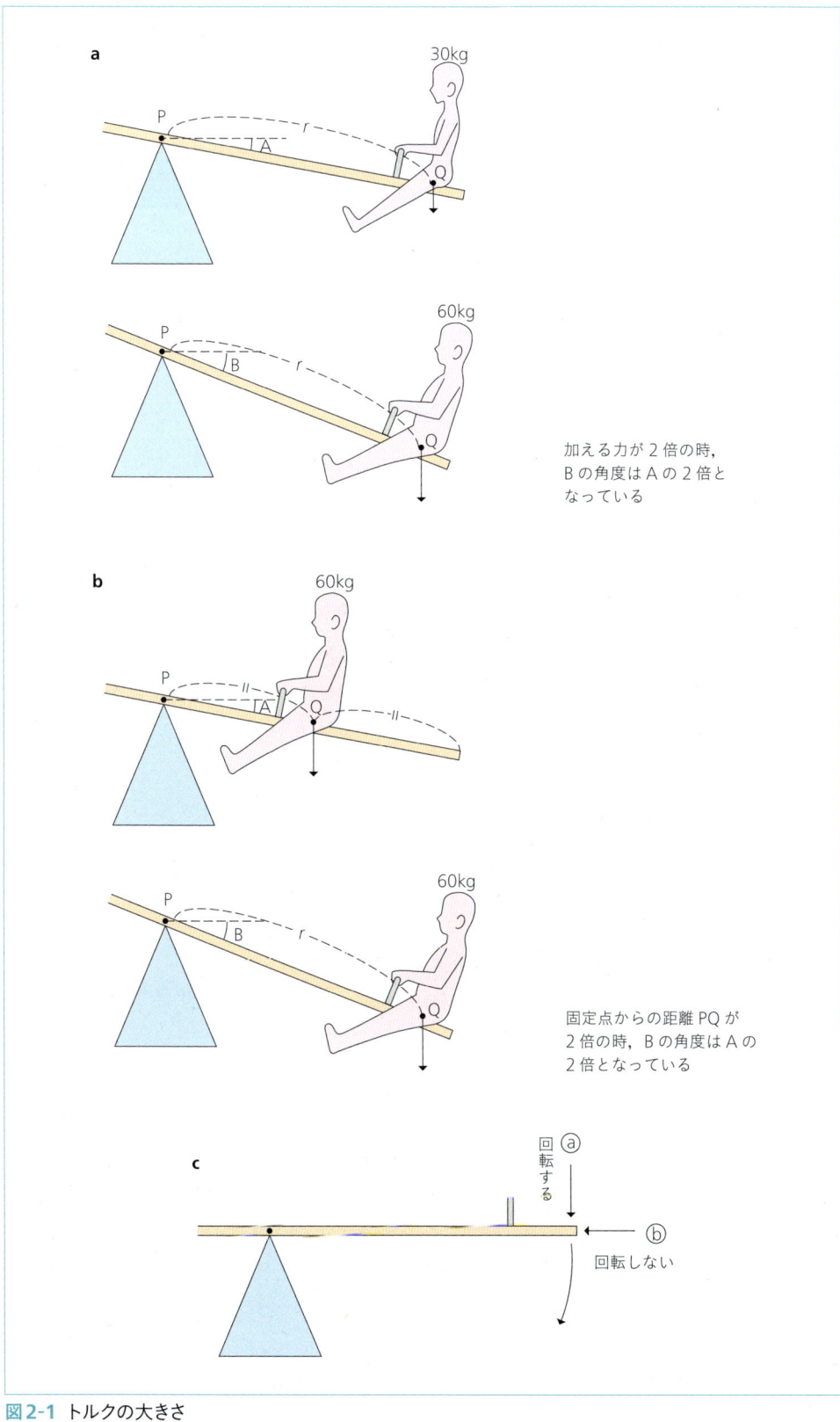

加える力が2倍の時,
Bの角度はAの2倍と
なっている

固定点からの距離PQが
2倍の時,Bの角度はAの
2倍となっている

図2-1 トルクの大きさ

看護における
力学の基礎

2 剛体の力学

浮力と流体

圧力

看護に必要な
電気学

熱現象

音に関する現象

光に関する現象

放射線の防護と
応用

Ⅱ　剛体のつり合い

Ⓐ 剛体における力のつり合い

　質点に働く力が0なら，質点は静止している。また，たとえ力が働いていても，力がつり合っていれば（合力が0なら）静止している。

　剛体の場合は，どのようにすれば静止しているのだろうか。つまり，剛体の場合の力のつり合いの条件とは（質点のつり合いの条件より複雑であるが），どうなるのだろうか。

　剛体に力Fが働いたとき，力の働いた点を**着力点**という。また，着力点をとおり力のベクトルに沿って引いた直線のことを**作用線**という。ベクトルは作用線上を移動できることは，第1章で述べた。

　したがって，図2-2b のように，同一作用線上に，大きさが等しく反対向きの力F'が働くと合力は0になり，剛体はつり合う。

　次に，剛体にF_1, F_2 という力がそれぞれ点P, Qに働いたときの合力を考えてみよう（図2-3a）。それぞれに作用線を引き，その交点Oに P, Q を移動させることによって，合力（F_1+F_2）が求められる。よって，つり合うためには，この合力の作用線上のどこか（ここではR）に，大きさがF_1とF_2の和に等しく，方向が逆向きの力F_3を加えればよいことがわかる。

　しかし，これでは質点の力のつり合いと同じではないかと思われるかもしれない。では，図2-3b を見てみよう。ここでは作用線が交わらず合力が求められない。作用線が共通で大きさが等しい力が逆向きに働いているなら，質点の場合にはつり合って静止するが，この場合は静止せず回転する。

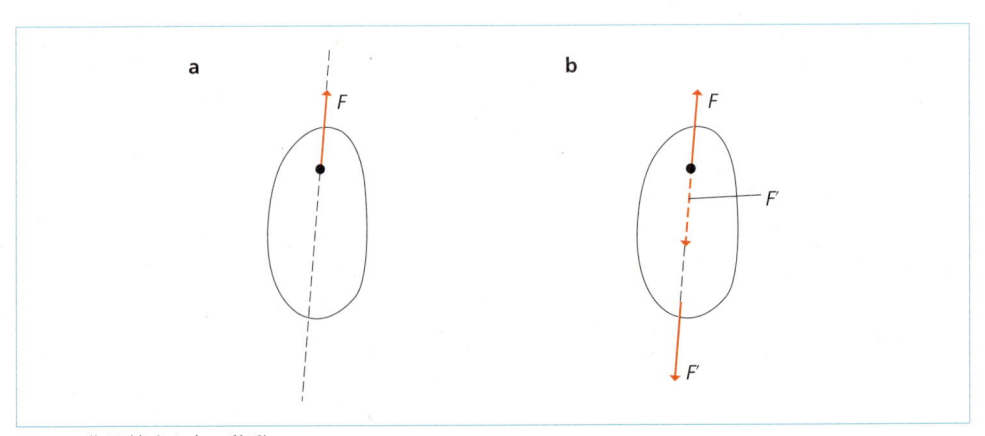

図2-2　作用線上と力の移動

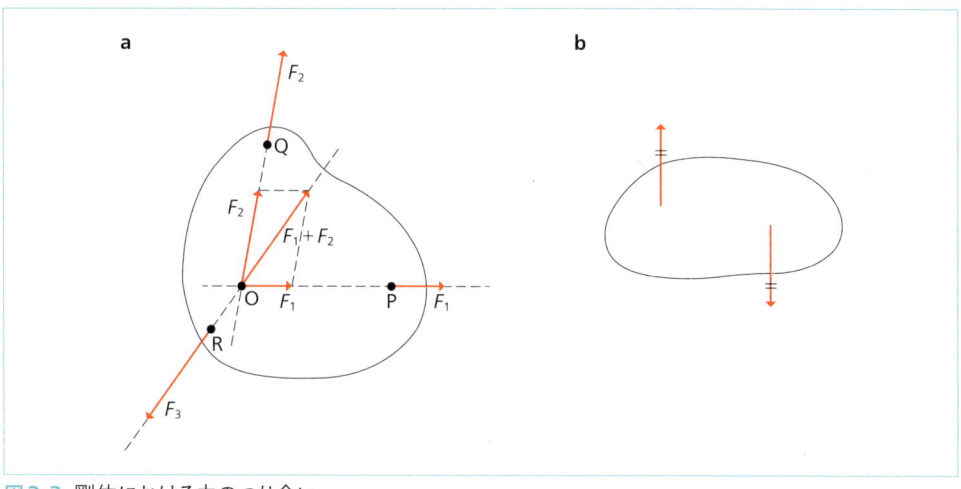

図2-3 剛体における力のつり合い

看護における力学の基礎

2 剛体の力学

浮力と流体

圧力

看護に必要な電気学

熱現象

音に関する現象

光に関する現象

放射線の防護と応用

よって，剛体においては，単に力のつり合いだけではなく，回転においても，つり合い（トルクのつり合い）の条件が必要になる。

B 剛体におけるトルクのつり合い

図2-4a において，物体は点Oのまわりで自由に回転できるように固定されており，点Pに力Fが働いたとする。

物体は矢印の方向へ回転するが，このときの回転の大きさ，つまりトルクの大きさ（Mとする）は，次のように表される。

$$M = F \cdot r\sin\theta = F \cdot r_\perp \cdots\cdots ①$$

ここで，$r_\perp$ は $r\sin\theta$，つまり固定点から作用線に下ろした垂線の長さを意味し，これを**腕の長さ**という。

したがって①式は，次式のように書ける。

$$M = （力の大きさ）×（腕の長さ）$$

一方，①式は次式のようにも書ける。

$$M = F \cdot r\sin\theta = F\sin\theta \cdot r = F_\perp \cdot r \cdots\cdots ②$$

これは，次式のような意味であることがわかる。

$$M = （作用線に垂直に下ろした力の成分 F_\perp）×（固定点から着力点までの距離 r）$$

一般に，トルクの大きさは，①式で表されるが，実際には固定点から着力点までの距離 r を実感としてとらえているからか，②式の表現のほうがわかりやすい場合が多いので，ここでは②式（$M = F_\perp \cdot r$）を用いることにする。図2-4b でこの式を再認識しよう。

また，$\theta = 0$ ならば，$\sin\theta = 0$ より，$M = 0$ となる。

つまり，「力の作用線と r の方向が一致したときは回転しない」ということは，図2-5a

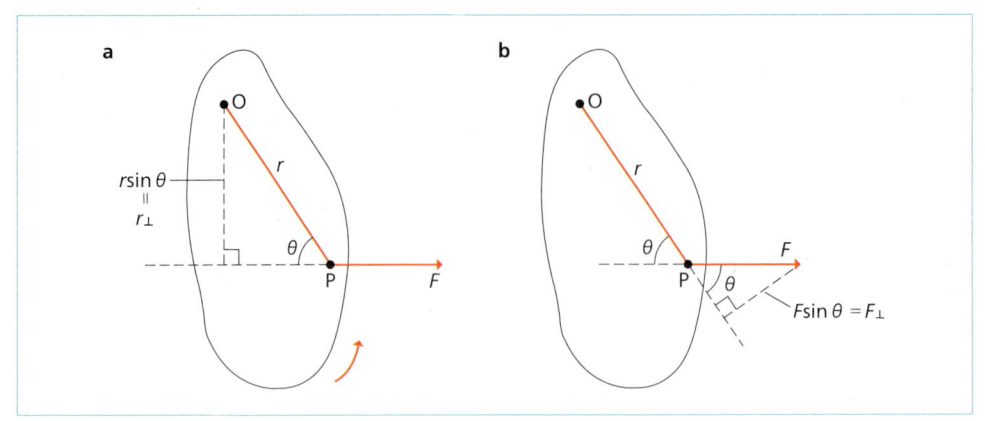

図2-4 剛体におけるトルクの大きさ

からもわかるであろう。これに対して，$\theta = 90°$，すなわち，作用線がrに対して垂直なら，最大のトルクが得られることもわかる（図2-5b）。

　以上のことをまとめると，トルクの大きさ$M = F_\perp \cdot r$であり，rとFの方向が平行なら回転せず，rに垂直にFが働いたとき，Mは最大になる。

　剛体がつり合うためには，力のつり合いだけでなく，トルクのつり合いも考えなければならないことを，本節-A「剛体における力のつり合い」で述べた。

　次に，簡単なシーソーの例で確認してみよう（図2-6）。全トルクの和が0となる（トルクがつり合う）ことを確認するために，ここでは，いずれかの方向のトルクを正，もう一方の方向のトルクを負とするという約束をする。

　Aは100〔kgw〕×0.5〔m〕のトルクを，Bは50〔kgw〕×1〔m〕のトルクを生じるから，全トルクの和は0になり，このシーソーはつり合っている。てこの原理は，この**トルクのつり合い**による効果である。トルクは大きさだけでなく方向が必要とされているのは，トルクもベクトルであるためである。

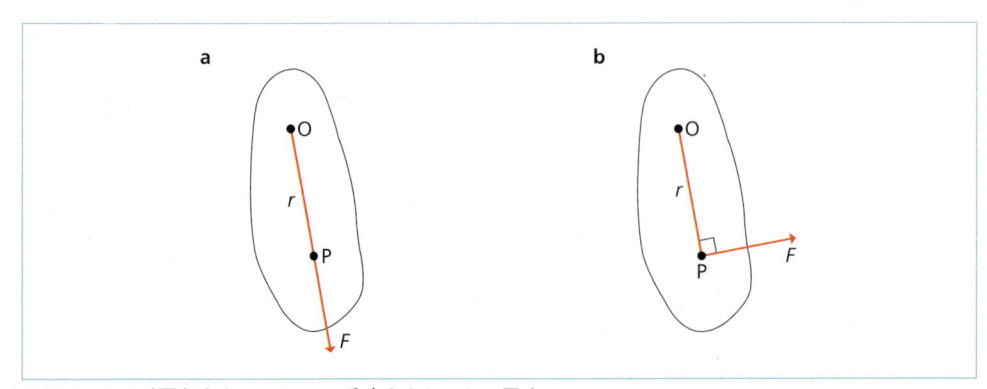

図2-5 rとFが平行ならトルクは0，垂直ならトルクは最大

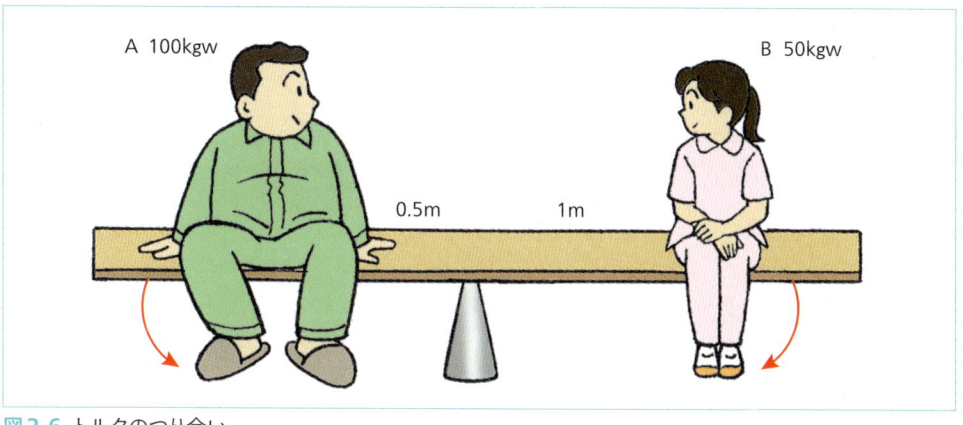

図2-6 トルクのつり合い

看護における力学の基礎

2 剛体の力学

浮力と流体

圧力

看護に必要な電気学

熱現象

音に関する現象

光に関する現象

放射線の防護と応用

III 看護の場などにみられるトルクとその考え方

Ⓐ 鉗子と鑷子

1. 鉗子

図2-7a は鉗子の一種である。点 O で固定されており，A の部分に F_1 の大きさの力を加えることにより，刃先の B に F_2 の大きさの力が生じて，ものをはさむことができる。

F_1，F_2 は，それぞれ OA（長さ r_1），OB（長さ r_2）に垂直であると仮定すると，次のようになる。

F_1 のつくるトルク $= F_1 r_1$

F_2 のつくるトルク $= F_2 r_2$

A の部分を回転させたために B が回転したのだから，両者のトルクは等しく，次の関係が成り立つ。

$$F_2 r_2 = F_1 r_1$$

$$\therefore F_2 = \frac{r_1}{r_2} F_1$$

図からわかるように $\dfrac{r_1}{r_2} > 1$ であるから，$F_2 > F_1$ となり，加えた力（F_1）より大きい力（F_2）が B に生じることになる。

仮に，$r_1 = 12$〔cm〕，$r_2 = 6$〔cm〕なら，加えた力の 2 倍の力が B に生じる。r_2 が r_1 に比べて短ければ短いほど，大きい力が生じることもわかる。

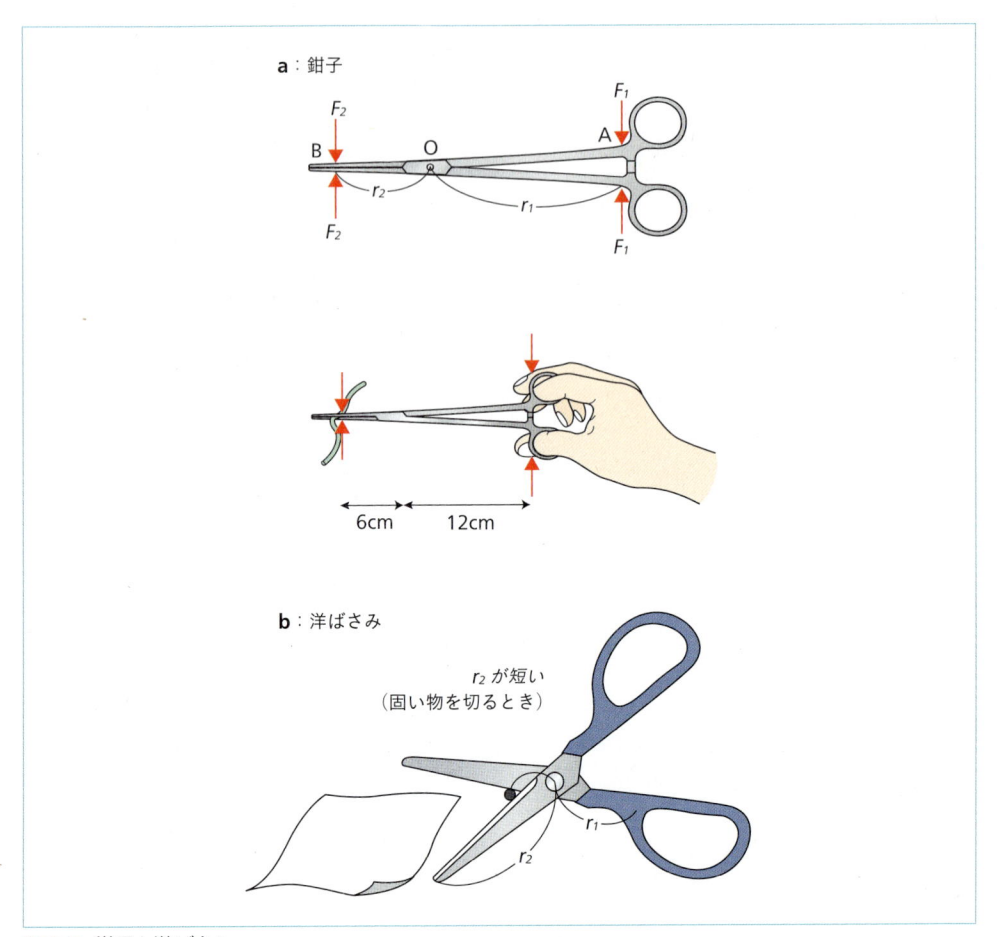

図2-7 鉗子と洋ばさみ

　鉗子とよく似た形をしている洋ばさみは，$\dfrac{r_1}{r_2} < 1$ なので，刃先に大きな力を生じさせることはできない。しかし，私たちは固いものを切るとき，はさみの根元の近くを使用する（図2-7b）。これは r_2 を r_1 より短くして，大きい力を得て鉗子と同じ使い方をしているのである。

▌2. 鑷子（ピンセット）

　図2-8a は鑷子（せっし）である。鉗子と異なり固定点 O が端にあるので，$\dfrac{r_1}{r_2} < 1$ である。

鉗子の場合と同様の式により，次のようになる。

$$F_2 = \frac{r_1}{r_2} F_1 \text{ より，} \ F_2 < F_1$$

よって，加えた力より小さい力しか得られないことになる。

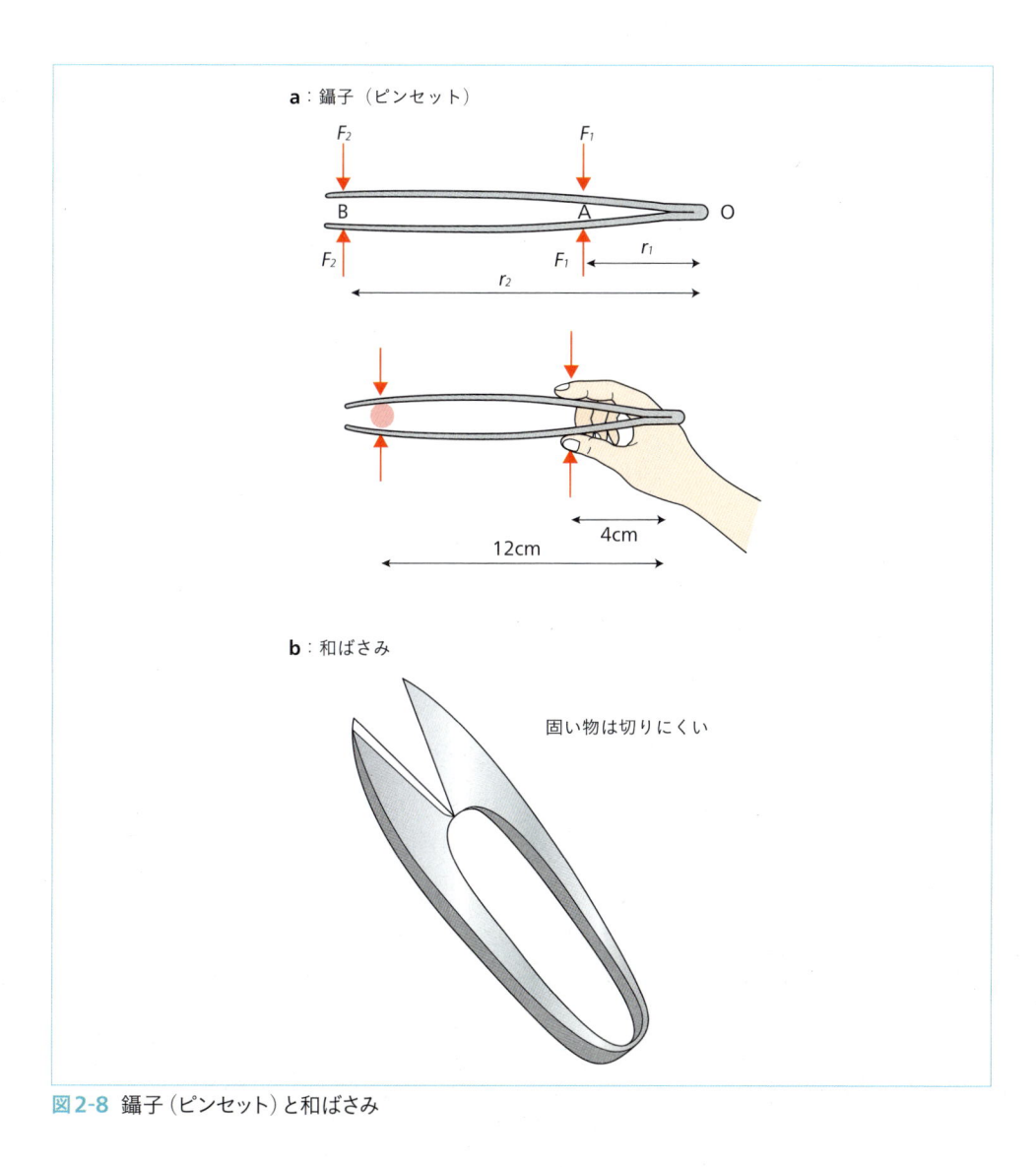

図2-8 鑷子（ピンセット）と和ばさみ

つまり鉗子は小さい力で大きい力を得る器具であるが，鑷子は逆で，小さい力で大きい力を得ることはできない。もっとも，鑷子はもともとガーゼなどの軽いものをつかむ器具であり，大きい力を得られたらかえって患者を傷つけてしまうこともある。

また，もし，$r_1 = 4$〔cm〕，$r_2 = 12$〔cm〕なら$\frac{1}{3}$倍の力しか得られない。しかし，指を1cm動かすと先端は3cm動くことになり，生じる力は$\frac{1}{3}$倍でも動く距離は3倍になる。

鉗子が洋ばさみにたとえられるのと同様に，鑷子は和ばさみにたとえられる。和ばさみも小さい力で大きい力を得ることはできない（図2-8b）。

B 体位変換とトルク

　仰臥位から側臥位へ**体位変換**するとき，「膝関節を持ち，膝を高く立て，できるだけ肢に対し直角方向に力を入れること」というような記述を，看護書でしばしば見かける。これは，トルクの考え方が取り入れられていて，やりやすい方法である。

　たとえば，ここで患者を右側臥位にすると仮定しよう。

　まず，患者の両腕を胸で交差させて両手を肩に置かせる（**交差腕組み**という）。ここで下になる側の腕（ここでは右腕）を先に置くのは腕を固定するためである（図 2-9a）。次に，両脚をベッドに対して高く立て，両膝を高い位置に保ち，右手は患者の両膝を，左手は患者の左肩関節を把持する。そして，右手を手前に引いて膝を倒し，患者の腰の回転をつくりながら，浮いてくる左肩を手前に引き起こす（図 2-9b）。

　膝を倒すことによって，腰に次いで肩が回転するので，驚くほど簡単に体位変換を行える。ここで，膝をできるだけ高く立てるのは，腕の長さを長くして，小さい力で回転させるためである（図 2-9cd）。また，このほうが，重心が高いため，少し回転しただけで不安定になり，膝が自然に倒れてくることも利点である（これについては後述する）。

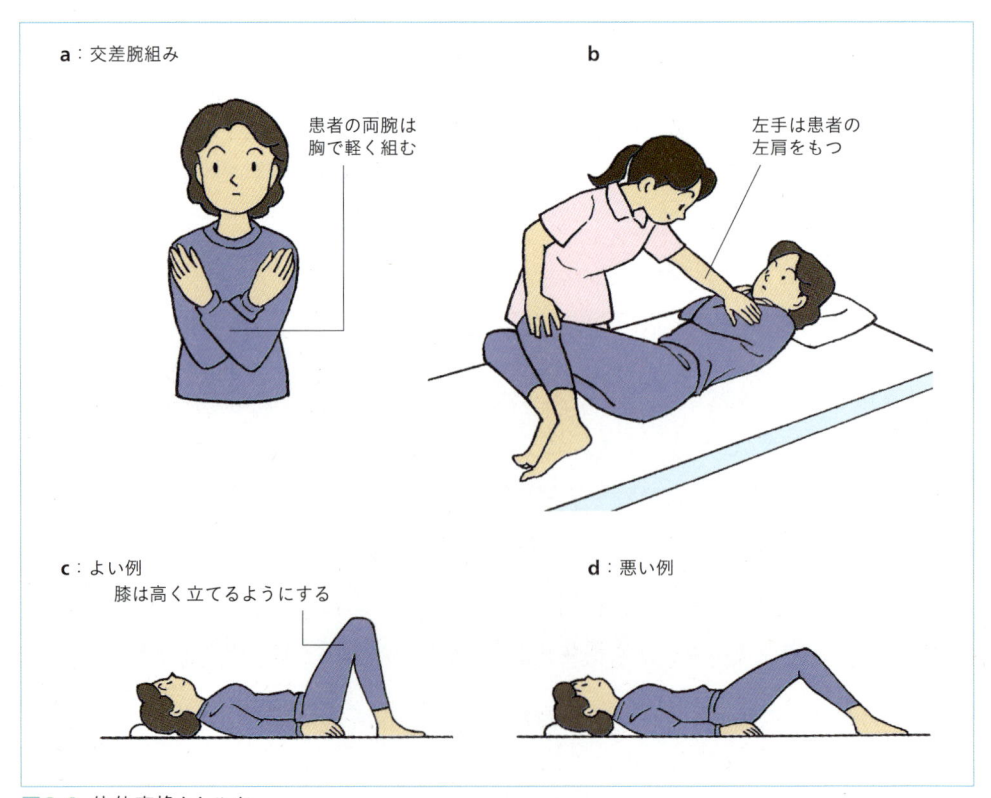

図2-9 体位変換とトルク

また，はじめに交差腕組みをさせるが，これは回転軸のまわりに回転体として小さくまとめたほうが回転しやすいためである。フィギュアスケートで速く回転するとき，両脚をそろえ両腕を前に組むのも同じ理由である。

次に，患者の移動について解説する。

図2-10は，ベッド上で患者を頭の方向へ平行移動させたいときの，看護師の左手の位置を示したものである。左手は図2-10のbではなくaのようにするとよいだろう。患者のお尻（O）は回転しないので，ここを固定点と考えると，bの場合，$F_\perp \times \overline{OA}$のトルクを矢印の方向に生じ，患者の脚をいたずらに持ち上げるだけで，頭の方向へうまく移動できないからである。ただし，$F_\perp$は看護師の加えた力Fのうち，$\overline{OA}$に対し垂直な力の成分である。

それに対してaは，固定点（O）と着力点（A）が一致しているため，r（$\overline{OA}$の距離）が0になり，トルクが生じず，看護師の加えた力はそのまま平行移動に用いられる。

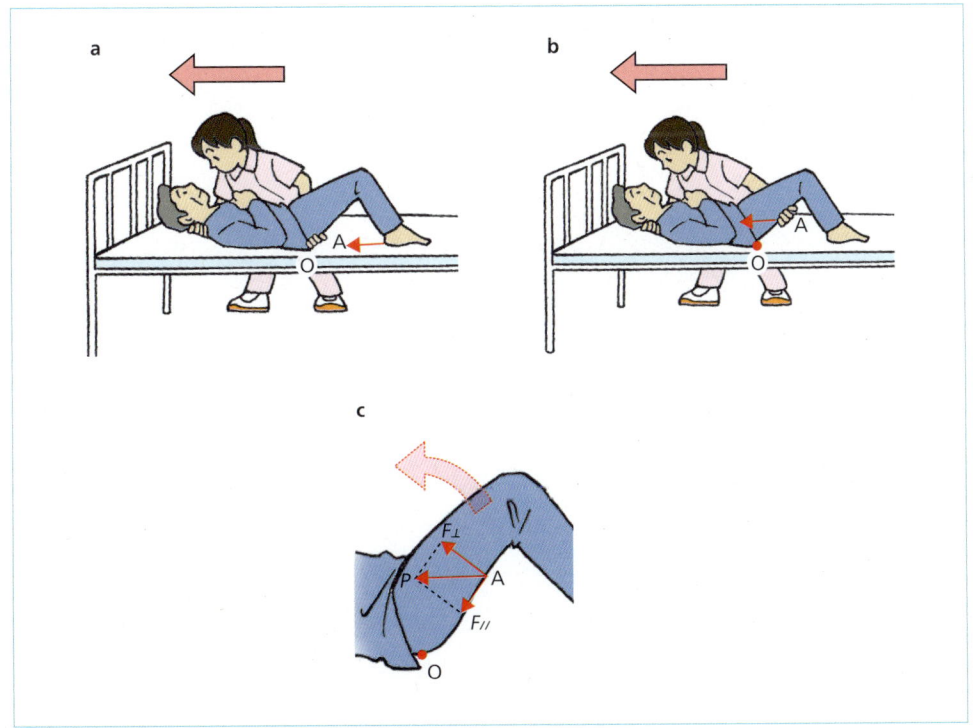

図2-10 ベッド上で上方に移動するとき

1 看護における力学の基礎

2 剛体の力学

3 浮力と流体

4 圧力

5 看護に必要な電気学

6 熱現象

7 音に関する現象

8 光に関する現象

9 放射線の防護と応用

IV 重心とその具体的解釈

A 重心とは

重心とはどういう意味なのだろうか。

重心とは**重さの中心**と書く。物体の重さが1つの点に集中していると考えるとき，その点のことを**重心**（Gと書く）という。また，重心は**重力の働く中心**でもある。物体を構成する微小部分のそれぞれに小さい重力が働いている（図2-11a）と考えず，重心に全重力（W）が集中して働くと考えてもよい（図2-11b）。

図2-11c の均質な棒は，真ん中を指で支えることができる。なぜなら，棒の重心 G は真ん中にあり，そこに棒のすべての重さが集中しているためである。つまり，G に地球からの引力（重力）が働いているため，重力は指が加えた力とつり合うのである。

物体における重心の位置は，数学的に求められるが，密度が一様で対称な形をもつ物体の重心は，円板なら円の中心，長方形の板なら対角線の交点など，幾何学的中心にある。

しかし，重心はいつも物体の中にあるとは限らない。たとえば，指輪は輪の中心が重心である。立位におけるからだの重心（骨盤内で仙骨のやや前方）は図2-12a のようになっているが，からだを曲げると b のようになり，からだの端に移動する。からだをもっと深く曲げると，重心は体外の空間に位置するであろう。このように，物体が変形すると**重心の位置**は変わる。

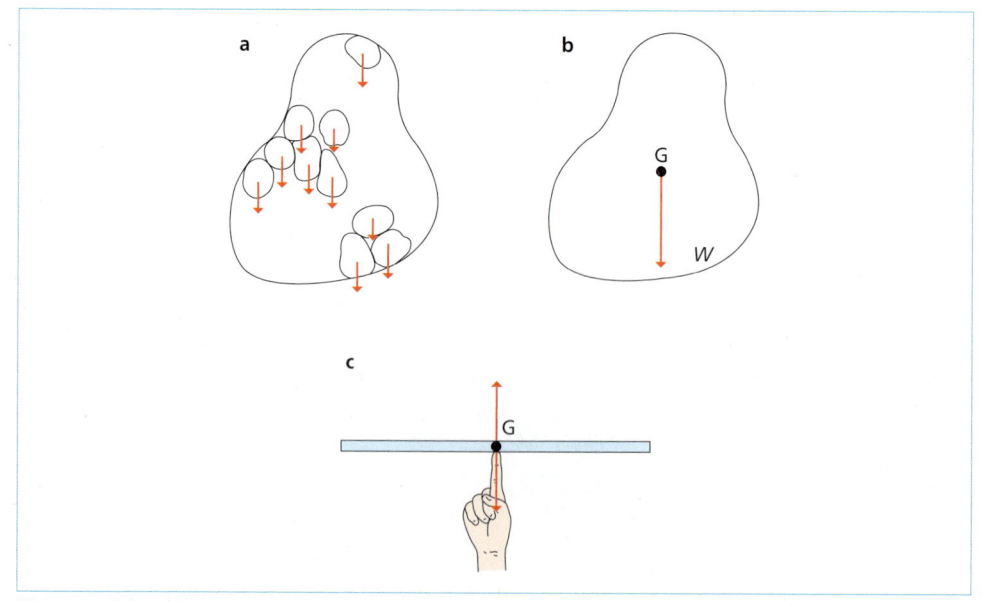

図2-11 重心の位置

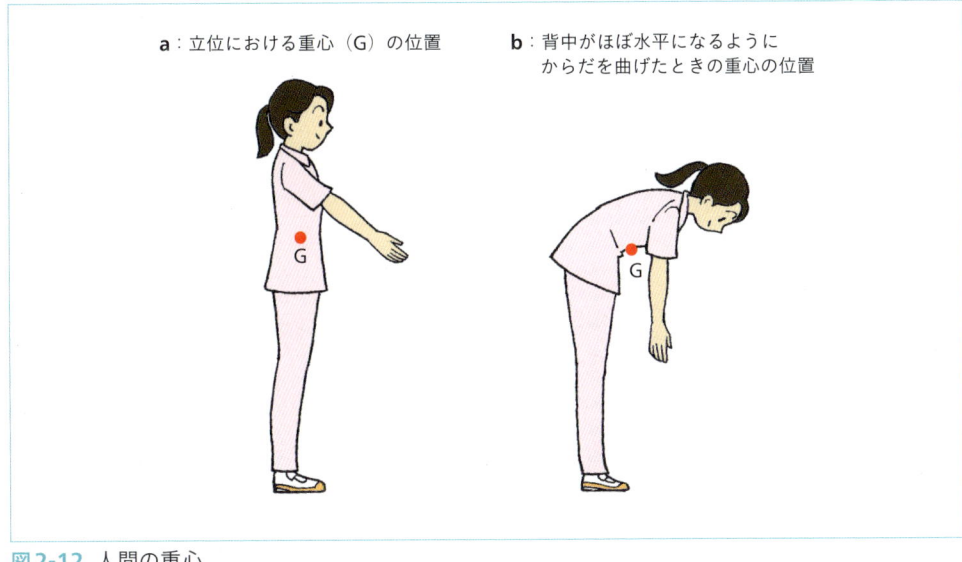

1 看護における力学の基礎

2 剛体の力学

3 浮力と流体

4 圧力

5 看護に必要な電気学

6 熱現象

7 音に関する現象

8 光に関する現象

9 放射線の防護と応用

a：立位における重心（G）の位置　　b：背中がほぼ水平になるように
　　　　　　　　　　　　　　　　　　　からだを曲げたときの重心の位置

図2-12　人間の重心

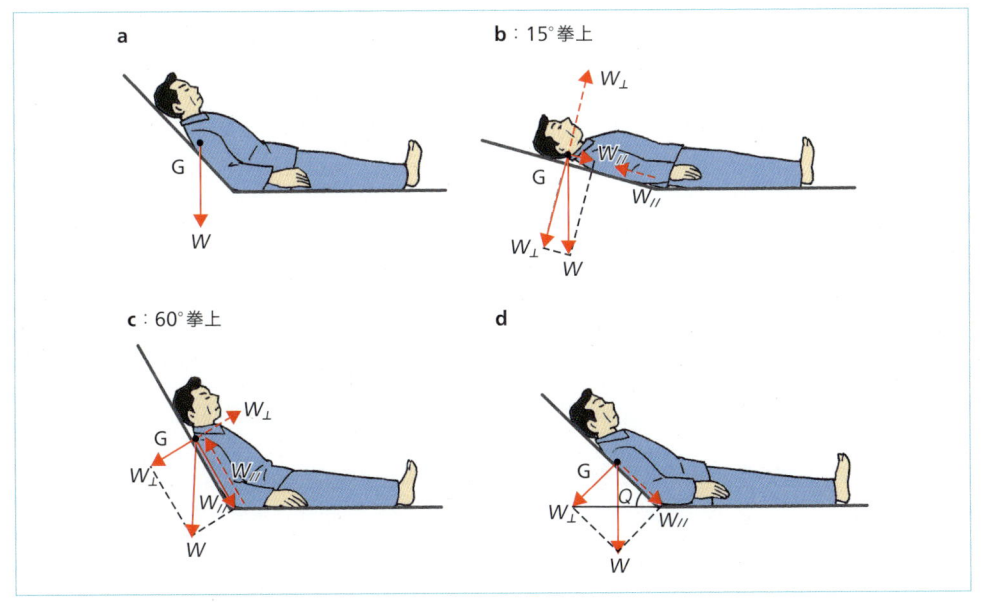

a

b：15°挙上

c：60°挙上

d

図2-13　ファーラー位

　人体は左右に対称であっても，上下前後に非対称であるから，計算で重心の位置を求めることは簡単ではないが，上半身の重心（大まかな位置でよい）を考え，ファーラー位の力学的効果を検討してみよう。

　ファーラー位の定義は「仰臥位で下肢を水平にしたまま上半身を45度程度上げた半座位の体位」となっている場合が多いが，ここでは角度にとらわれず，上半身の挙上だけを考えることにする。

　患者の上半身の重心を G として，上半身に働く重力の大きさを W とする（図2-13a）。

IV　重心とその具体的解釈　　035

bは挙上角が小さい場合，一方cは大きい場合である。Wをベッドに平行な方向と，ベッドに垂直な方向に分解し，それぞれの大きさを，$W_\parallel$，$W_\perp$で表している（挙上角をθとすると，$W_\parallel = W\sin\theta$，$W_\perp = W\cos\theta$になる）。

患者が$W_\perp$の力でベッドを押すということは，患者がベッドから$W_\perp$で押し返されるということであり，同様に患者の腰部は図に示す方向へ$W_\parallel$で押し返されていることになる（点線で示したのがそれである）。

かつて，「肺うっ血や心うっ血の患者などでは，仰臥位から上半身が高くなるほど，呼吸が楽になる……」という記述に出合ったことがあるが，その理由の一つとして，挙上角を大きくしたほうが$W_\perp$が小さい，つまり背中の受ける力が小さくなるからと考えられる（横隔膜が下がることも一因だろう）。

しかし，腰部に疾患のある患者の場合，挙上角が大きいと$W_\parallel$が大きくなって望ましくないこともあるであろう。褥瘡を考えるうえでも，挙上角を大きくしないほうがよい（近年は20°以下にすべきであると提言されている）。

「『ファーラー位の挙上角は何度が最も望ましい』というように決められないのですか」という質問を受けることがあるが，一般的にそれはできないということが，前記から明らかである。なぜなら，角度の大きさは症状によって考えなければならず，一律に**最も望ましい挙上角が決められない**ためである。

Ⅴ 重心と安定性

A 安定の条件

看護において力学の知識が必要なのは，体位変換の場面に次いで安定・不安定の場面ではないだろうか。ここでの「安定」というのは，倒れない状態にあること，「不安定」は倒れる，あるいは倒れた状態であることと約束して解説する。

図 2-14a は，あなたが足を広げて立っているときの図としよう。これはもちろん安定の状態である。ところが，大きな力で押されると踏ん張れず倒れてしまう（b は不安定）。この理由を考えてみよう。

図における G はあなたの重心の位置（立位における重心の位置は骨盤内で仙骨のやや前方）を示す。G から真下に下ろした直線を**重心線**といい，物体を支え持つ面を**支持基底面**（base of support）という。

横から押されたときの一連の動きを示したのが，図 2-15 である。

（rに垂直な力）×（固定点 A から着力点 G までの距離 r）＝（トルクの大きさ）

この式より，力Wをrに垂直な成分$W_\perp$と平行な成分$W_\parallel$に分解し，トルクを考える

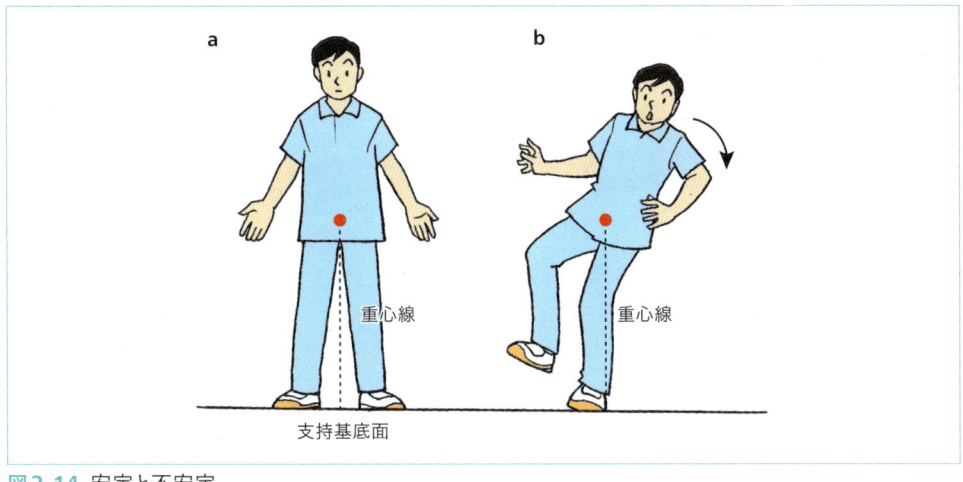

図2-14 安定と不安定

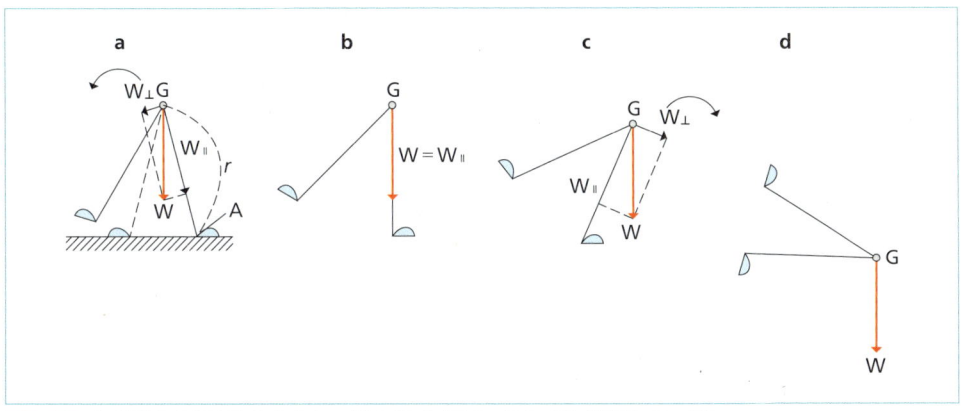

図2-15 人が横から押されたときの一連の動き（足のバランスに注目している）

と，**a** は元の位置に戻ろうとするトルクを生じるから安定で，**b** は安定と不安定との境目であるが，重心線と r が一致したときである。このとき r に垂直な力は 0 になるから，どちらにも回転しない。**c** は倒れる方向にトルクを生じるので不安定であることがわかる。

図2-15 において **a** はトルクの働きで元の状態に戻ろうとするから安定であると述べたが，重心線が支持基底面内をとおるから安定であると考えるほうがわかりやすい。つまり，安定の条件とは「重心線が支持基底面内をとおること」であるといえる。

安定の条件として，「重心が低いこと」，「支持基底面積が広いこと」があげられる場合があるが，図2-16ab を比べると，支持基底面積は同じであるが，重心は **a** のほうが低い。それなのに **a** のほうが不安定である。また，**a** と **c** を比べると重心の高さは同じであるが，支持基底面積は **a** のほうが広い。それなのに **a** のほうが不安定である。

理由は，**a** の重心線が支持基底面内をとおらないためである。つまり，重心が高くても，支持基底面積が狭くても，重心線が支持基底面内をとおれば安定なのである。

力学の基礎 看護における 1

剛体の力学 2

浮力と流体 3

圧力 4

看護に必要な 電気学 5

熱現象 6

音に関する現象 7

光に関する現象 8

放射線の防護と 応用 9

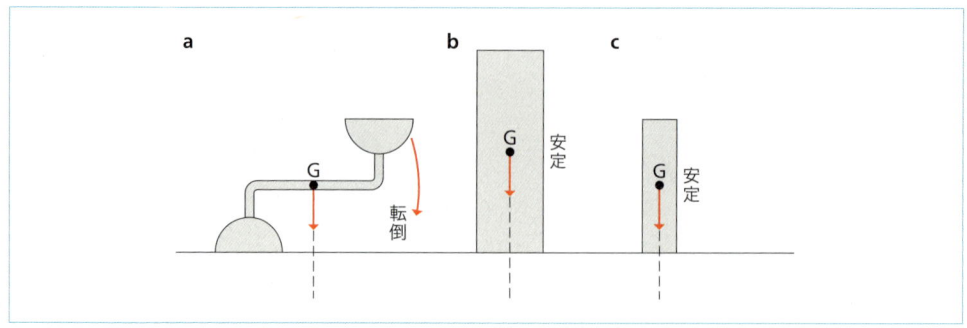

図2-16 安定の条件

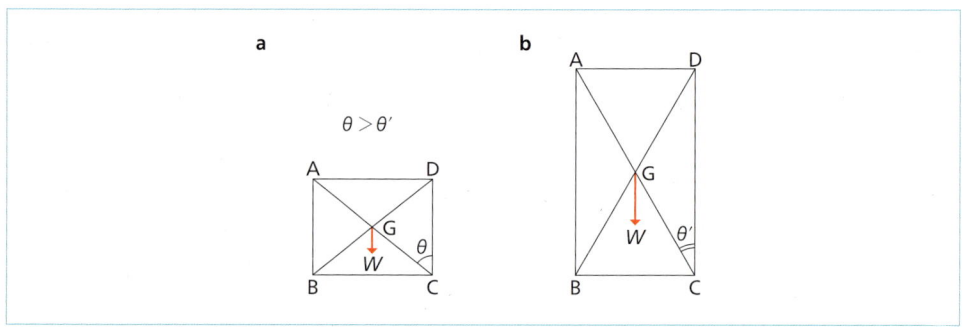

図2-17 重心の高さと安定の関係

　また，前述したように，rと重心線が一致するまでは安定であったため，図2-17は，同じ支持基底面積でも，重心の低いほうが倒れにくい（rと重心線が一致するまでの角度 θ が大きいため）ことを意味するのである。

　支持基底面積が広ければ，重心線をとおる可能性が大きいため，倒れにくい。したがって，安定である（倒れない）ためには，「重心線が支持基底面内をとおる」ことが必要であり，より安定にする（安定度を増す，倒れにくくする）ためには，重心線が支持基底面内をとおることを満たしたうえで，「重心が低く，支持基底面積が広い」ことが必要である。

> **安定の条件のまとめ**
> ● **倒れない条件**：重心線が支持基底面内をとおること。
> ● **倒れにくくする条件**：上の条件を満たしたうえで，重心が低いこと，支持基底面積が広いこと。

B 諸動作と安定性

　図2-18は歩行練習を示している。このとき，図の a → b → c の順に進めるのは，重心の低いほうから高いほうへ，支持基底面積の広いほうから狭いほうへ，つまり安定度の高いほうから低いほうへと行うためである。

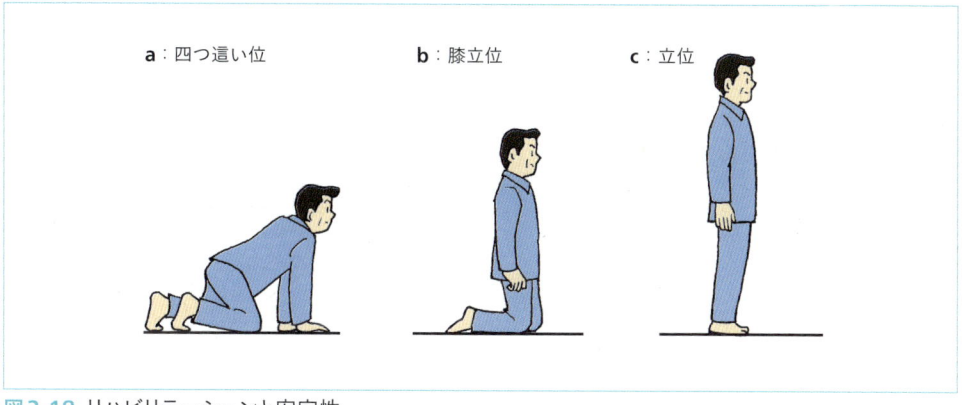

図2-18 リハビリテーションと安定性

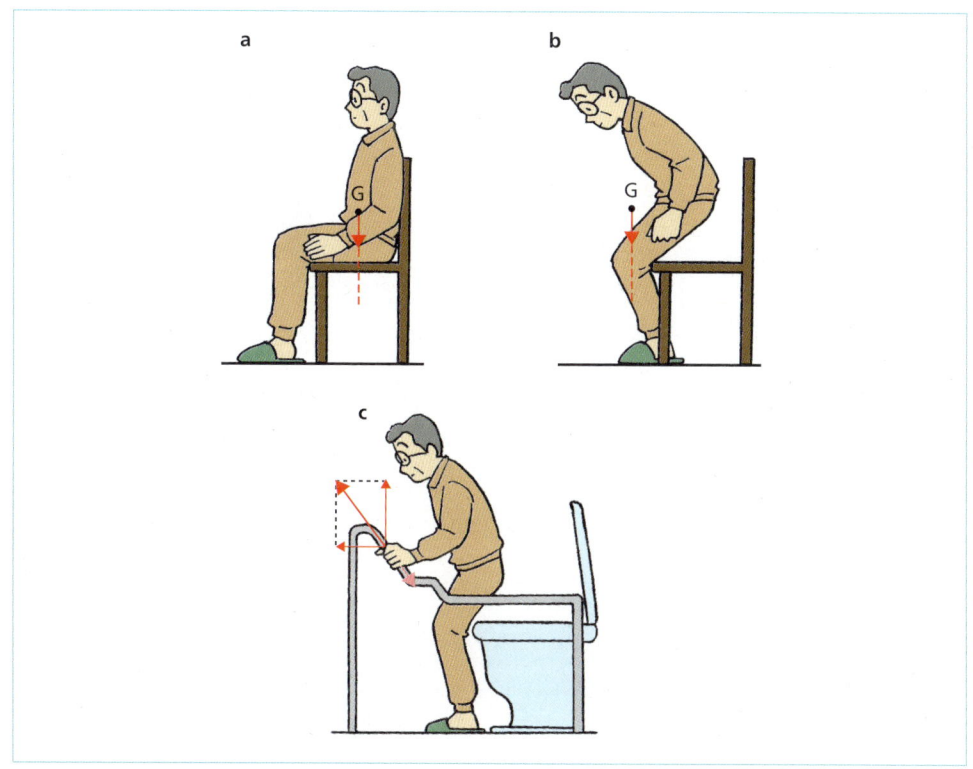

図2-19 立ち上がるときの安定性

　私たちは図2-19aの状態のまま，真っ直ぐ立ち上がることは不可能で，立ち上がるためには，（時には足を後ろに引いて）上体を起こさなければならない（図2-19b）。これは，安定であるためには重心線が支持基底面内を通らなければならないためであり，上体を前方に起こすことによって重心の位置が移動している。

　また，立ち上がるときに図2-19cのように手すりを手前に引くと楽なのは，反作用によって得た前方への力により重心線が支持基底面内を通りやすくするとともに，上方への力によって立ち上がるのを容易にするためである。

看護における力学の基礎

2 剛体の力学

浮力と流体

圧力

看護に必要な電気学

熱現象

音に関する現象

光に関する現象

放射線の防護と応用

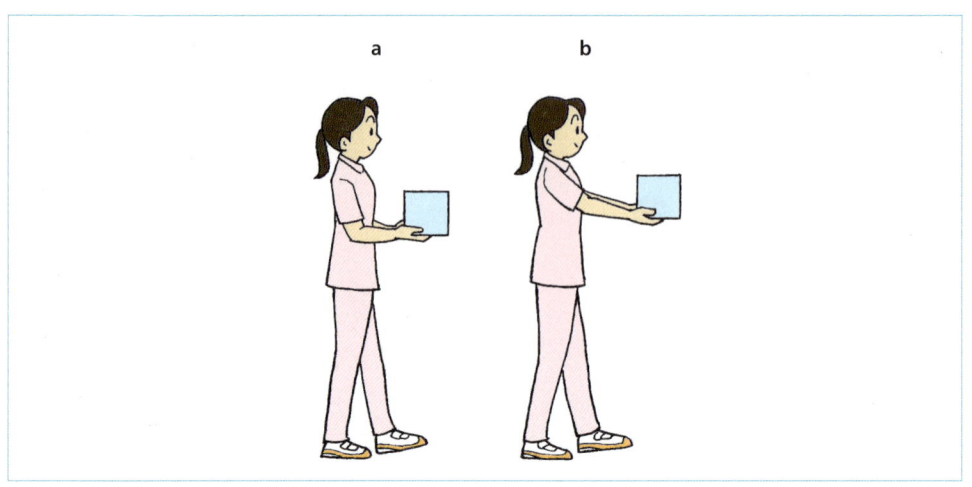

図2-20 運搬時の体位

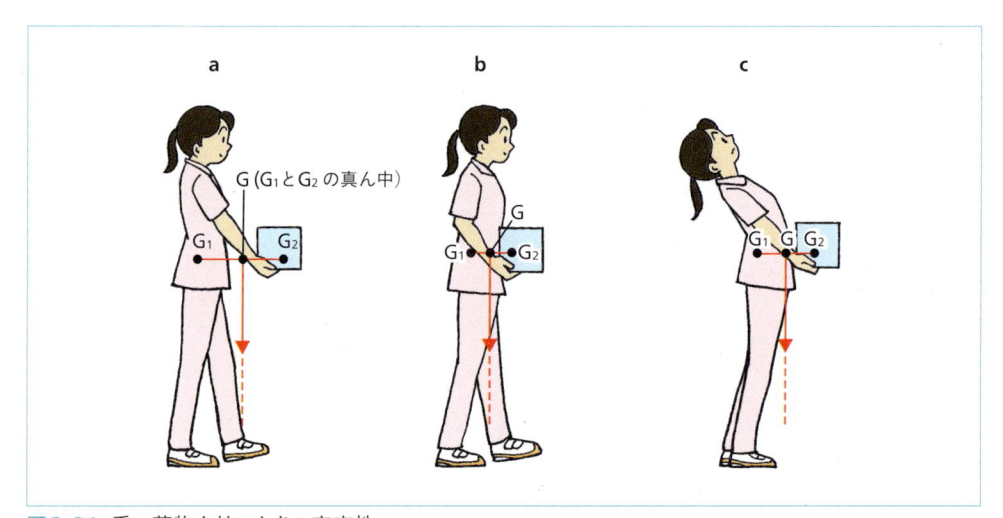

図2-21 重い荷物を持つときの安定性

　ものを運ぶとき，図2-20a のほうが b より望ましいという記述を看護書でしばしば見かけるであろう。その理由の一つは a のトルクのほうが小さいためであるが，荷物が非常に重いときはどのように考えるとよいだろうか。

　ここで，自分の重心（G_1）と荷物の重心（G_2）が同じ高さになる場合を考えてみよう。そして，荷物は自分の体重（W）と同じ重さであると仮定する。このとき，全体（人間と荷物を一体と考える）の重心（G）は，G_1 と G_2 の真ん中になるので（図2-21a），重心線が支持基底面内を通らなくなり，転倒する危険がある（もっと軽い物体であっても，からだから遠く離して持つと同様のことがあり得る）。

　重心線が支持基底面内を通るためには，全体の重心（G）をからだに近づける必要があるため，荷物をできるだけからだに近づけて運ぶようにする。また，からだを荷物と反対方向に反らせるようにして運ぶ場合があるが，これも重心線が支持基底面内を通るように

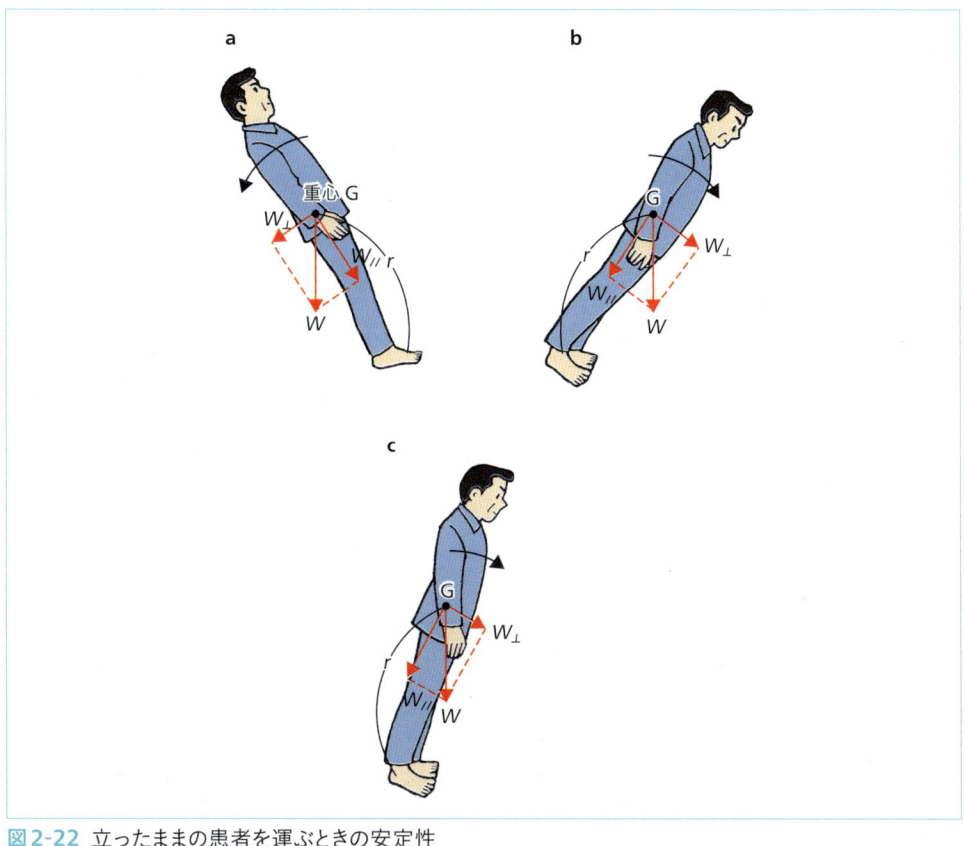

図2-22 立ったままの患者を運ぶときの安定性

1 看護における力学の基礎

2 剛体の力学

3 浮力と流体

圧力

4 看護に必要な電気学

5 熱現象

6 音に関する現象

7 光に関する現象

8 放射線の防護と応用

するためである（図2-21bc）。

　このように私たちは，重心線が支持基底面内を通るような動作を無意識のうちに行っているのである。

　しかし，ここで注意が必要である。人の重心と物体の重心を近づけることが，安定を保つうえで大切であることを図2-21bは示している。では，重心をさらに近づけて両者の重心を一致させたほうがよいのだろうか。答えはそうではない。これは重心の一致ができないためである。しかし，重心線の一致は可能であり，安定性を確保できる。

　最後に，立位の患者を運ぶ場面を考えてみよう。

　図2-22は立位の患者を運ぶときの，患者の姿勢を示している。どの場合も患者の前に看護師がいると仮定する。看護師にとって，患者は「反っくり返らないで，看護師にもたれかかるように密着して」という姿勢をとることが望ましい。なぜ，その姿勢が患者にとって安定なのだろうか。

　図2-22のGは患者の重心の位置を，Wは患者に働く重力を示している。患者が前のめりになるか，あるいは後ろに倒れるかの違いはあっても，足の部分が固定点，Gが着力点であるから，トルクの大きさはすべて$r \cdot W_\perp$である（ただし$W_\perp$はWのrに対して垂直な分力であり，$W_\parallel$はrに対して平行な分力とする）。

図 2-22a では，トルクが反時計回りの方向に働く。つまり患者が後ろへ転倒する方向へトルクが働くので危険である。

　図 2-22b および図 2-22c では，前方に倒れる方向にトルクが働くから，もし倒れかけても看護師のからだでそれを受け止めることができるので，図 2-22a よりも安全である。さらに図 2-22b より図 2-22c のほうが望ましいのはなぜだろうか。図 2-22c は患者が看護師に密着する姿勢であるから $W_\perp$ が小さいため，患者のつくるトルクが小さい。だから看護師は自分のからだで小さいトルクを受け止めるだけでよいことになり，図 2-22b よりも楽なのである。患者にとっても，からだの傾きが小さいほうが望ましいのは，重心線が支持基底面を通る可能性が大きくなるためである。

1 仰臥位から側臥位にするとき，下図 a のように膝を高く立てたほうが下図 b より体位変換が楽に行える理由として，①腕の長さが長くなりトルクが大きくなるため，②重心が高くて不安定なことから，脚は少ない回転で自然に倒れるため，という 2 つがあげられる。では，下図 a′b′において，支持基底面積が狭くて脚が不安定であることが理由にならないことを説明しなさい。

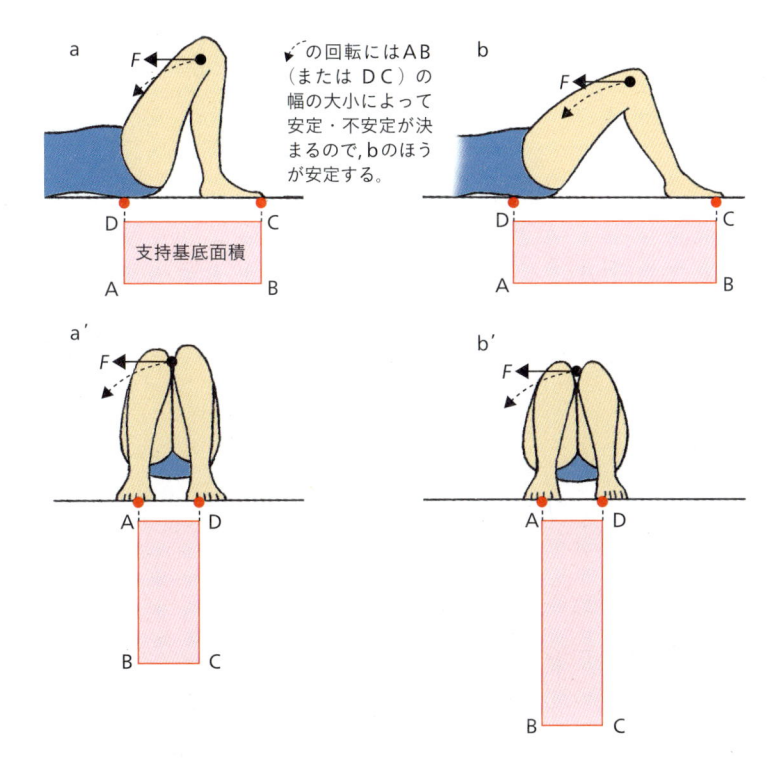

の回転にはＡＢ（またはＤＣ）の幅の大小によって安定・不安定が決まるので, b のほうが安定する。

支持基底面積

2 右図はピンセットでものをつかむ様子を示している。次の各問に答えなさい。

（1）右図の状態で指を 1cm 動かすと，ピンセットの先端は何 cm 動くか求めなさい。

（2）ピンセットの先端で得られる力の大きさは，指に加えた力よりも小さくなる。この理由を述べなさい。

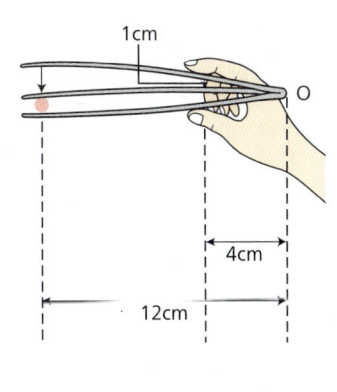

▶ 答えは巻末

看護における力学の基礎

2 剛体の力学

浮力と流体

圧力

看護に必要な電気学

熱現象

音に関する現象

光に関する現象

放射線の防護と応用

第 3 章

浮力と流体
―水中リハビリテーションで感じる体重は?―

液体と気体のことを流体という。第1〜2章で力学の基本を学んだが、対象となる物体は固体であり、流体の力学には触れていなかった。本章では流体における浮力について学び、水中でのリハビリテーションへの応用を考える。

I　アルキメデスの原理

A　密度と比重

　アルキメデスの原理を理解するためには、まず密度と比重を学ぶ必要がある。
　物質 $1cm^3$ 当たりの質量を密度といい、表3-1 にいろいろな物質の密度を示す（密度の単位には g/cm^3［グラム毎立方センチメートル］が用いられることが多い。本書では、g/cm^3 を使用する）。

$$密度 = \frac{質量}{体積}$$

　看護において、水の密度は $1g/cm^3$、水銀（Hg）の密度は $13.6g/cm^3$ と覚えておくことは重要である。
　比重とは、4℃の水を基準に、密度が何倍であるかを示す値である（この際に密度の単位を統一する必要がある）。水の密度は $1g/cm^3$ であり、これを比重1と考える。表3-1 からわかるように、密度の単位を g/cm^3 とすると、固体や液体についての各物質の比重は、密度の単位を省いた値に等しい。つまり、水の比重は1、Hg の比重は13.6である。

B　アルキメデスの原理

　アルキメデスの原理とは、流体（液体・気体）の中の物体は、物体が押しのけた流体の体積のもつ重さ分だけ（浮力を受けて）軽くなるということである。ここで物体が押しのけた流体の体積とは、流体に入った物体の体積と等しい。
　初めに水を流体とした具体例を考えてみよう。図3-1a は、体積 $5cm^3$、重さ 30gw の金

表3-1 いろいろな物質の密度（気体の密度は1L［$1000cm^3$］当たり）

固体		液体		気体	
氷	0.92	水（4℃）	1.000	空気	1.29
鉄	7.86	エチルアルコール	0.79	酸素	1.43
普通の岩石	2.0〜2.8	ベンゼン	0.88	窒素	1.25
アルミニウム	2.69	海水（塩分3.5%）	1.03	二酸化炭素	1.98
金	19.3	水銀（0℃）	13.59	プロパン	2.20
（単位:g/cm^3, 20℃）		（単位:g/cm^3, 20℃）		（単位:g/L, 0℃ 1気圧）	

＊水は4℃で体積が最小になる。つまり密度が最大になる。

属片（密度 6g/cm³，比重 6）を水中に入れて重さを測定したところ，25gw であることを示している。

　金属片を水中に入れたとき，金属片が押しのけた水の体積は 5cm³ であり，水 5cm³ の重さは 5gw である。金属片は，この 5gw だけの浮力を水から受けるので，重さは 25gw になる。

　流体が水ではなく海水（比重約 1.03）であれば，金属片に押しのけられた 5cm³ の海水の重さは約 5.2gw になる。よって，金属片の重さは 5.2gw だけ軽くなる。また，水中より海水中のほうが軽くなることもわかる（プールより海のほうが浮きやすいことも納得できるだろう）。

　比重 0.8 の油の中では押しのけられた 5cm³ の油の重さは 4gw なので，金属片の重さは 26gw になる。

　物体は，比重の大きい流体に入れたほうが，大きい浮力を受けて軽くなることがわかる（図 3-1b）。

　ところで，扱っている金属片は体積 5cm³，質量 30g であるから，比重 $= \dfrac{30}{5} = 6$ である。もし，同じ比重の値をもつ流体の中にこの金属片を入れたらどうなるのだろうか。押しのけられた 5cm³ の流体（比重 6）の重さは 30gw で，金属片はこれだけの浮力を受ける

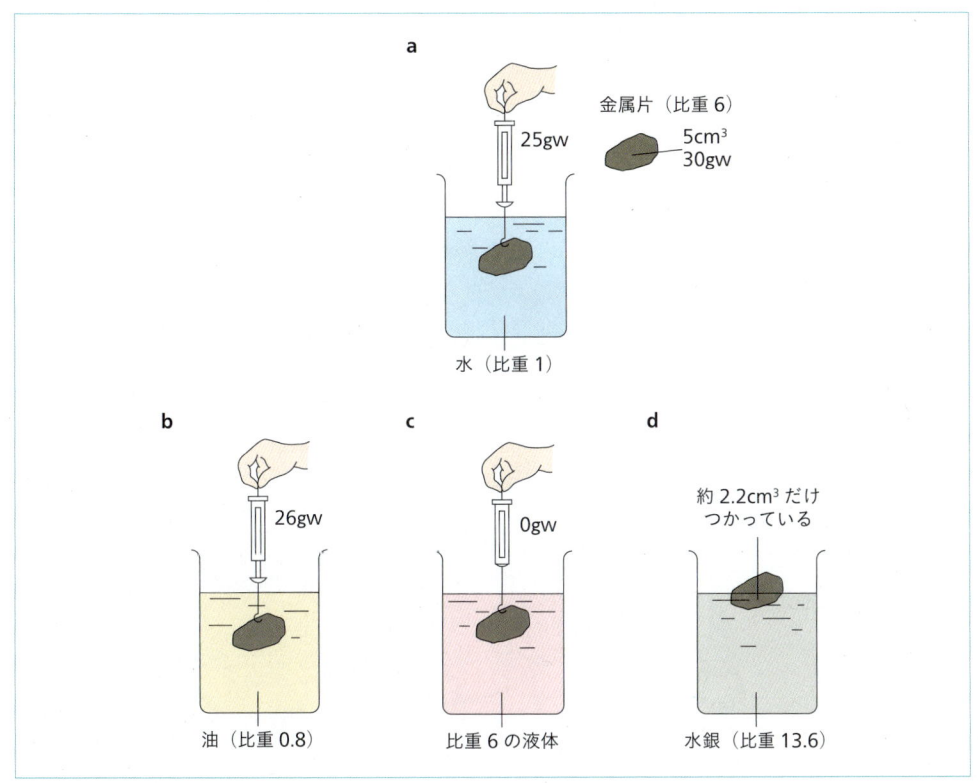

図3-1　液体の比重と浮力

のだから，金属片の重さは流体中では，30〔gw〕− 30〔gw〕= 0〔gw〕となる。つまり，沈みもせず浮きもせず流体中で浮遊することになる（図 3-1c）。

　次に，Hg の中に金属片を入れたとしよう。金属片の全体が入って 5cm^3 の Hg を押しのけると，13.6〔gw/cm^3〕× 5〔cm^3〕= 68〔gw〕の浮力を受け，30gw の金属片は − 38gw と計算できる。つまり，重さが負になるというありえない状態になる。この場合，金属片は Hg の中にすべて入ることはできず，液面に浮き上がってしまう。金属片が x cm^3 の Hg を押しのけたとすると，浮力は 13.6x〔gw〕= 30〔gw〕より，x = 約 2.2〔cm^3〕である。よって，金属片は Hg に約 2.2cm^3 だけつかっている状態になる（図 3-1d）。

　これらのことからアルキメデスの原理は，次のようにも理解できる。

　物体は，同じ比重をもつ流体中では浮遊し（浮きも沈みもせず），物体より大きい比重をもつ流体中では浮き，小さい比重をもつ流体中では沈む。

　したがって，比重 $\bar{\rho}$ の流体中における物体の浮き沈みの様子を調べることによって，その物体の比重は ρ より小さいか大きいか，あるいは等しいかを知ることができる。

II 水中でのリハビリテーション

　人体の平均比重は，均一ではないが，約 0.97 で水の比重とほとんど変わらない。したがって，水中では重さをほとんど感じなくなる。これを利用したのが，**水中でのリハビリテーション**である。図 3-2 は水中運動機能訓練を行うためのハバード・タンクである。水中では重さをほとんど感じることなく手足を動かせるため，運動機能訓練に適している。

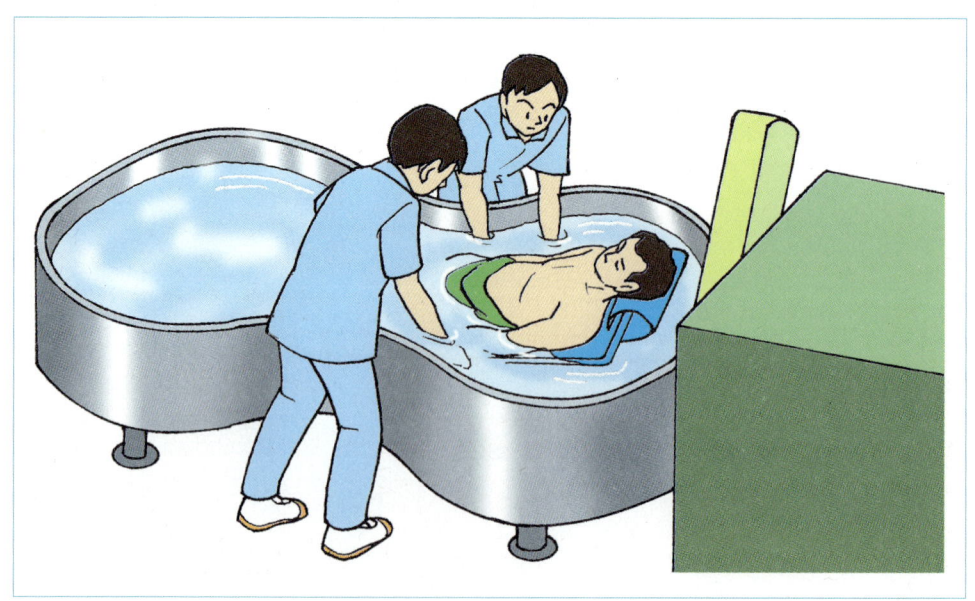

図 3-2 ハバード・タンク

また，もし膝まで水中にあるとき，水中にある部分の重さはほとんど 0 に等しいため，膝から上の体重を感じることになる。同様に，首まで水中にあれば，頭の重さだけを感じる。

1 看護における力学の基礎
2 剛体の力学
3 浮力と流体
4 圧力
5 看護に必要な電気学
6 熱現象
7 音に関する現象
8 光に関する現象
9 放射線の防護と応用

III　血液比重測定

前節では次のことを学んだ。

物体の比重　＞　流体の比重……物体は沈む
物体の比重　＝　流体の比重……物体は流体中を浮遊する
物体の比重　＜　流体の比重……物体は浮く

つまり，流体中における物体の浮き沈みの様子から，物体の比重を知ることができる。図 3-3 は血液比重測定法を示している。

血液比重測定には，従来，このように比重を測定する比重法が用いられていたが，最近では，献血に際して，ヘモグロビン濃度を測定するヘモグロビン法（Hb 法）が用いられることが多い。

血液比重は血液の濃さを表すので，赤血球数の多さの数値でもある。よって，赤血球中のヘモグロビン濃度が高い人は，血液が濃い，つまり血液比重が大きいことになる。

なお，日本人の血液比重の標準範囲は，男性 1.052～1.060，女性 1.049～1.056 とされている。

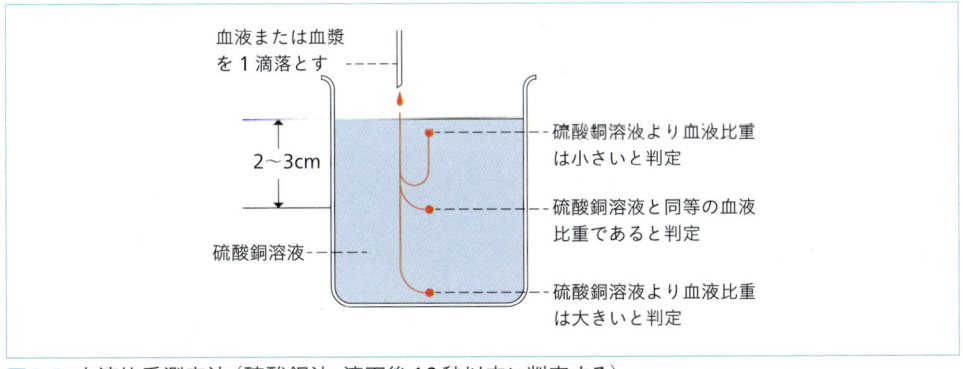

図3-3　血液比重測定法（硫酸銅法, 滴下後 10 秒以内に判定する）

> **1** 水中リハビリテーションを行うとき，からだの重さをどの程度に感じるのか答えなさい。ただし，人のからだの比重は水と同じと仮定する。
>
> 》答えは巻末

第 4 章

圧力
―圧力と看護の
深い関係―

この章では

- ベルヌーイの定理を理解する。
- ボイルの法則について学ぶ。
- サイフォンの原理について理解する。

気圧だけでなく，圧力は，驚くほど多くの看護場面に出てくる。血圧・酸素ボンベ・真空採血・低圧持続吸引・胃洗浄におけるサイフォンなど，圧力に関する知識が不可欠になる。一般の物理学の教科書と異なり，圧力に多くのページを割いた理由がここにある。

　また，ここで扱う圧力は流体の圧力なので，力学や流体を学んだ後の本章で学習すると，理解が深まるだろう。

I　圧力の基礎知識

　気圧に入る前に圧力の基礎知識について述べておこう。まず，圧力は次のように求めることができる。

$$圧力＝\frac{力}{面積} \cdots\cdots ①$$

　細いヒールのかかとで踏まれて足指を骨折するのは，かかとの面積が狭く，圧力が非常に大きいためである。一方，木のベッドよりもマットレスの上で寝るほうが楽なのは，受圧面積が大きくなって体圧が小さくなるためである。

　しかし，流体の場合は底面積には無関係であることに注意が必要である（理由は後述する）。

　図4-1 は平らな机に置いたU字管に水を入れたら同じ高さで静止することを示している。それは左右の水面には同じ圧力が働いているからである。

　つまり，同じ圧力⇄同じ高さ……②である。

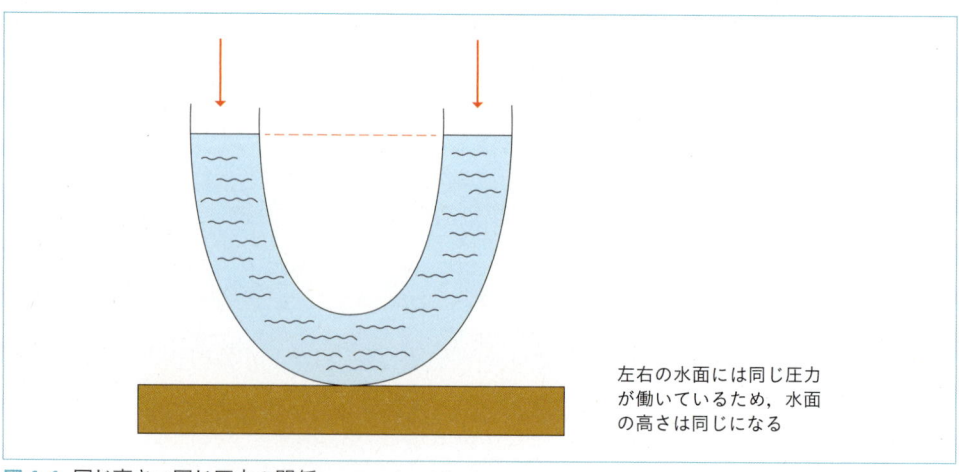

左右の水面には同じ圧力が働いているため，水面の高さは同じになる

図4-1 同じ高さ⇄同じ圧力の関係

看護における力学の基礎

剛体の力学

浮力と流体

4 圧力

看護に必要な電気学

熱現象

音に関する現象

光に関する現象

放射線の防護と応用

Ⅱ 気圧

A 気圧の大きさ

　私たちは大気の層の底に住んでいながら大気の圧力を何も感じないが，大気の圧力とは，具体的にどのような大きさをもっているのだろうか。また，私たちの感じることのできない大気の圧力をどのようにして測定するのだろうか。

1. トリチェリーの実験

　水銀（以下，Hgと書く）で満たした管を，Hg槽の中に逆さまに立てたとしよう（図4-2）。Hgは重力のために管からHg槽の中へ流れ込み，流れ込んだ分だけ管の上部に真空を生じる（この実験を**トリチェリーの実験**といい，生じた真空部をトリチェリーの真空とよぶ）。しかし，この実験で管中のHgはすっかり流れ落ちるのではなく，Hg槽の表面から約76cmの高さで止まる。これはなぜだろうか。

　Hg槽の表面であるA，B面と管の中のC面は同一水平面を保っている。これは，A，B面を押す圧力（＝大気の圧力）がC面を押す圧力（＝76cmのHg柱の圧力）に等しいことを意味している（同じ高さ⇔同じ圧力）。つまり，次の関係が成立する。

　　大気の圧力（気圧）＝76cmHg柱の圧力

　そして，この圧力を1気圧という。次に，これを具体的に求めてみよう（図4-3a）。

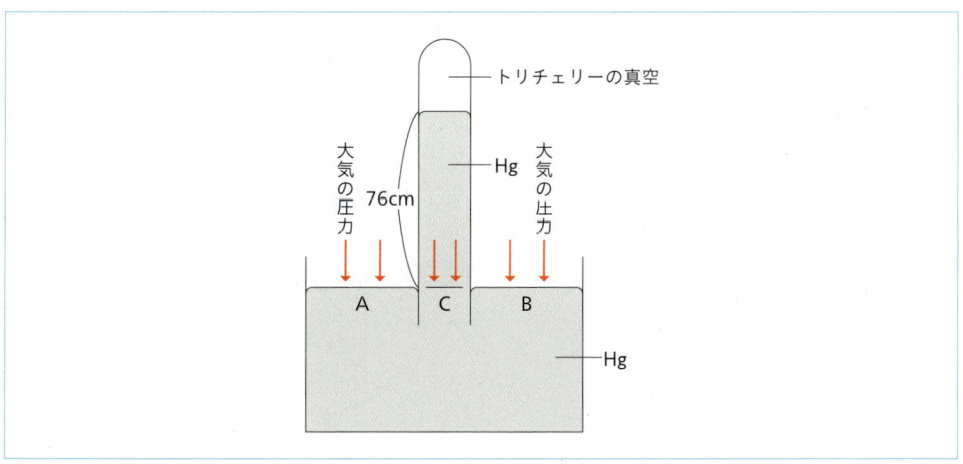

図4-2 トリチェリーの実験

2.1 気圧の大きさ

今，Hg 柱の底面積（管の断面積）を a〔cm^2〕とすると，次のようになる。

Hg の密度 = 13.6〔g/cm^3〕より，

Hg の質量 = 13.6〔g/cm^3〕× 76a〔cm^3〕= 1033.6a〔g〕

Hg が底面を押す力 = 1033.6a〔gw〕= 1.0336a〔kgw〕

$\qquad\qquad$ = 1.0336〔kg〕× 9.8〔m/s^2〕≒ 10.13a〔N〕

圧力 = $\dfrac{力}{面積}$ であり，$1cm^2 = 10^{-4}m^2$ なので次のようになる。

76cmHg 柱の圧力 = $\dfrac{10.13a〔N〕}{a〔cm^2〕}$ = 10.13×10^4〔N/m^2〕

$\qquad\qquad$ = 0.1013×10^6〔N/m^2〕≒ 0.1MPa（メガパスカル）

ただし，1〔N/m^2〕= 1〔Pa〕，10^6 = 1M（メガ）である。

これが気圧の大きさである（流体の圧力が底面積に無関係であることがわかるだろう）。

前述の 10.13×10^4〔N/m^2〕は，1013×10^2〔N/m^2〕であり，これは 1013hPa でもある。ただし，10^2 = 1h（ヘクト）である。

再度，**1 気圧 = 760〔mmHg〕≒ 0.1〔MPa〕**を確認しよう。液体の密度を $\overset{\text{ロー}}{\rho}$，底面積が a，高さ h の液柱の圧力は一般的に次のように求められる（**図 4-3b**）。

体積 ah の液体の質量は ρah で，これが底面を押す力は，ρagh である。

$$\therefore 圧力 = \frac{\rho agh}{a} = \rho gh$$

表記の際に，地球の重力加速度 g とグラムの g を混同しないように注意する。また，**流体の圧力は，底面積，つまり管の太さによらず，管の高さによる**ことが，この式からもわかる。

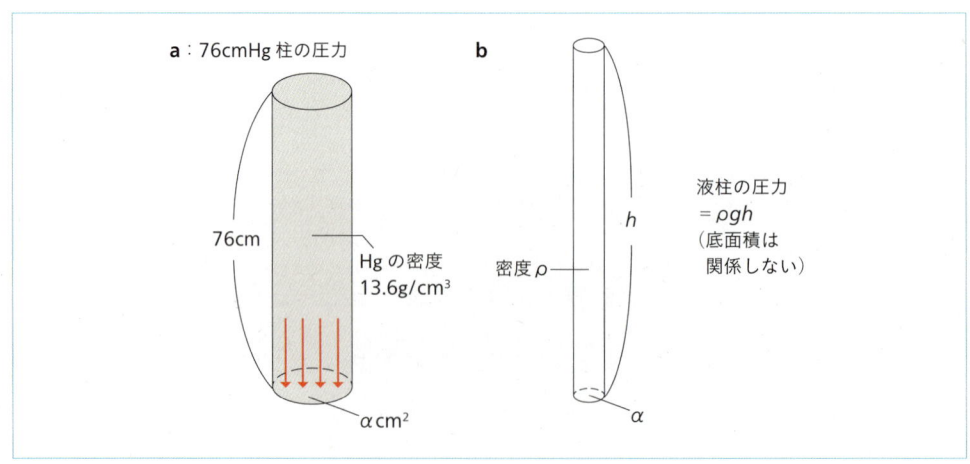

図 4-3 気圧の求め方

Ⅲ　血圧

A　ベルヌーイの定理

　図 4-4 は太さが一様でない管に，水を流した様子を示している。流れに対し垂直な方向に管を付けているため，水の一部が管を上がっていく様子がわかる。管の太い部分 A と細い部分 B を比べると，管が細く狭い部分は，流れを速くして水を先へ送り出さないと，後から流れてくる水を処理できないため，A よりも B における水の流れのほうが速い。さらに川の流れに逆らって立ったとき，流れの速い部分のほうが受ける圧力が大きいことも考えると，B（流れが速い）のほうが，A（流れが遅い）よりも流れのもつ圧力（動圧という）が大きいことになる。

　一方，細い部分のほうが垂直の管を上る水の高さが低いことがわかる。大気の圧力に抵抗しつつ側面に取り付けた管を水が上るということは，流体には側面を押す圧力もあるということを示している（側面を押す圧力があるため，ビニールパイプや血管が膨らむ）。側面を押す圧力を**側圧**（動圧に対して静圧ともいう）とよぶなら，B のほうが A よりも側圧が小さいことになる。また，管が図 4-4 のように下方に曲がっている場合，高さの差による圧力を考えなければならない。これらの 3 つの圧力の大きさは位置によって異なるが，このときの位置によらず「動圧＋側圧（静圧）＋高さの差による圧力＝一定」が成り立つ。これを**ベルヌーイの定理**という。

　つまり，流体の圧力＝動圧＋側圧＋高さの差による圧力である。もし，血圧を上腕動脈で測定するならば，心臓との高さの差は 0 であるため，高さの差による圧力は 0 であ

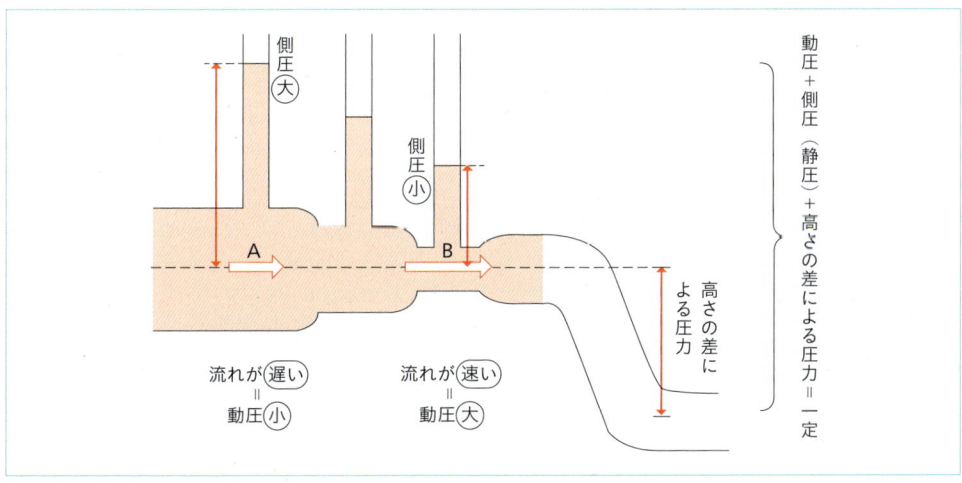

図 4-4 ベルヌーイの定理

1　看護における力学の基礎

2　剛体の力学

3　浮力と流体

4　圧力

5　看護に必要な電気学

6　熱現象

7　音に関する現象

8　光に関する現象

9　放射線の防護と応用

る。一方，動圧は，側圧よりも非常に小さく，無視できる値である。

　以上が血圧を上腕動脈で測定する理由であり，手首式血圧計の場合に手首を心臓の高さに上げる理由である。

Ⓑ 上腕動脈で血圧測定する理由

　血圧は普通，上腕動脈で測定する。これは単に立位でも臥位でも座位でも心臓と同じ高さであるからということだけではなく，上腕動脈で測定すれば，ベルヌーイの定理（図4-4）における高さの差による圧力を考えず，動圧＋側圧を測定すればよいためである。つまり，流れによる圧力（動圧）と側面を押す圧力（側圧）の両方を測定する必要がでてくるが，この場合，動圧を測定するたびに血管内に小さいカニューレを挿入しなければならなくなり，日常の血圧測定で行うのは非常に難しい（図4-5）。動圧は側圧に対し，無視できる値であるため，一般的には，上腕動脈にマンシェットを巻くことにより，動圧を無視して側圧のみを測定して（間接血圧測定），血圧の値としているのである。

　つまり，血圧は上腕動脈において血液のもつ側圧を測定している。言い換えれば，私たちのからだの側面を押している**空気に対抗してどれだけの圧力を血液がもっているか**，を測定していることになる。そのため，血圧が100mmHgだということは，まわりの空気よりも血液のほうが100mmHgだけ大きい圧力をもっているということである。けがをして血管が破れたら血液が流れ出すということからも，血圧が0でない限り，**血圧のほうが空気の圧力（気圧）よりも大きい**ことがわかる。つまり，血圧100mmHgの人の体内では100＋760mmHgの圧力が働いているということである。

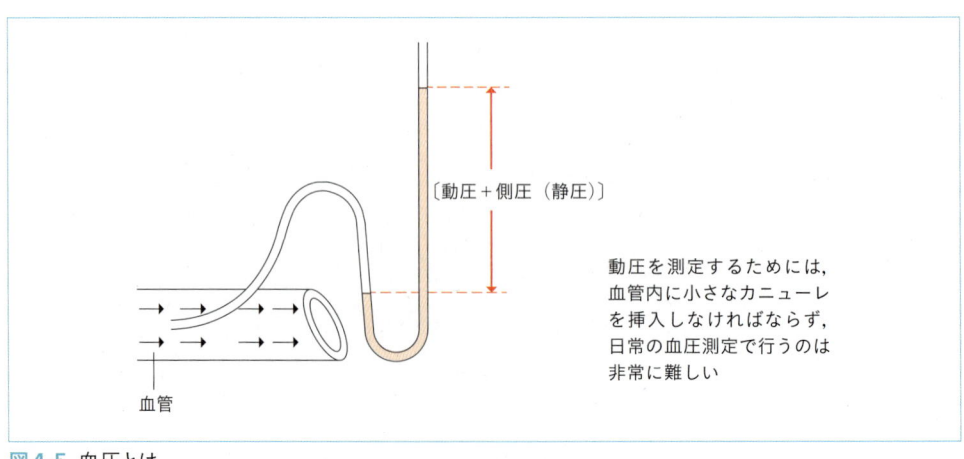

［動圧＋側圧（静圧）］

動圧を測定するためには，
血管内に小さなカニューレ
を挿入しなければならず，
日常の血圧測定で行うのは
非常に難しい

血管

図4-5 血圧とは

C 点滴の液が管に残る理由

　点滴を行っているとき，ボトルの中が空になっても，管の中にはいくらか輸液が残っていて，ある高さを保ったままという現象に出合ったことはないだろうか。なぜこのような現象が起こるのだろうか，また，管にはどのくらいの輸液が残っているのだろうか。

　たとえば，生理食塩水の**点滴**を行っている場所（筋性静脈）の血圧を 12mmHg とすると，これは約 16cmH$_2$O（=1.2〔cm〕×13.6）の圧力に等しいため，筋性静脈における血液には，空気に対抗して水を約 16cm の高さまで押し上げるだけの圧力が働いていることになる（図4-6）。そして点滴刺入部であるAと同じ高さにあるBには，同じ大きさの圧力が働く。Bの圧力も 12mmHg ということは，Bから約 16cm もち上がることになる（ここでは生理食塩水と水の密度をほぼ同じと考えている）。そのため，管が曲がっていても約 16cm もち上がっているのである。

　点滴液が生理食塩水や5％ブドウ糖液の場合，これらは水とほぼ同じ密度の液体なので，管の中に 16cm くらい残っていることになる。また，16cm よりも低い位置にボトルを置いて，これらの液を点滴しようしても，液は落ちてこない。仮に点滴液が水の2倍，

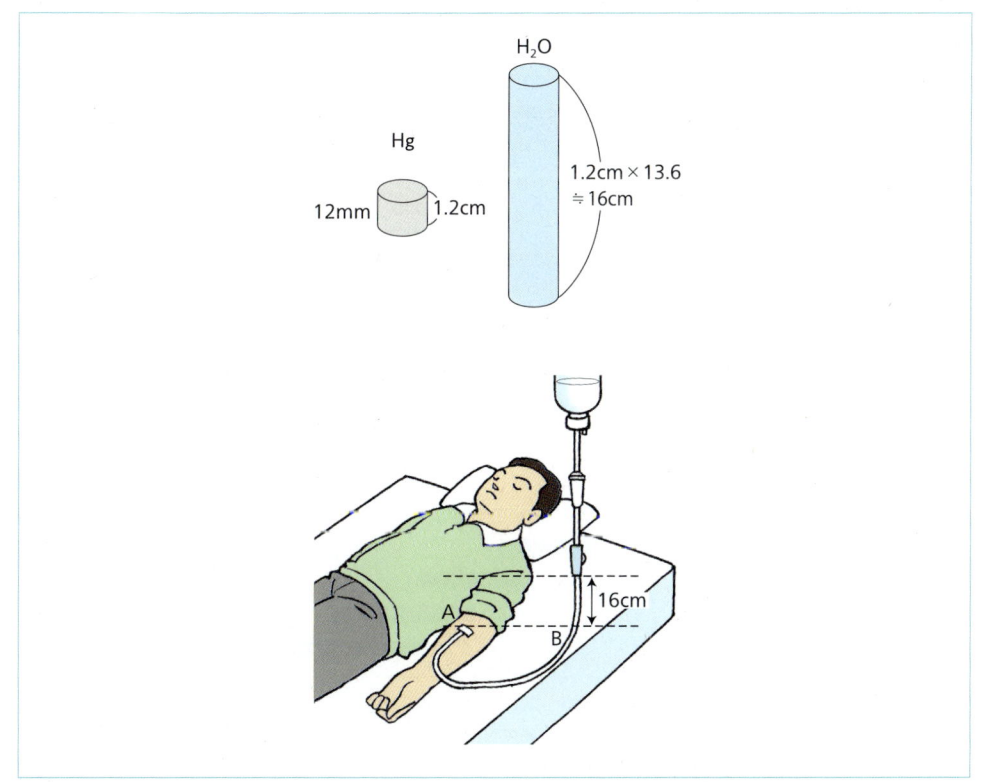

図4-6 点滴時に血液に働く圧力

3倍の密度をもつ液体の場合には，管に残る高さは水の場合の$\frac{1}{2}$倍，$\frac{1}{3}$倍になる。

　ただし，液体を管に残したまま，次のボトルを点滴のためにつなぐことは，決してしてはならない。なぜなら，管に残っている液体とボトルの間に空気が狭まれていることから，このまま点滴しようとすると，狭まれている空気が血管に送り込まれてしまうためである。

D マンシェットの幅と血圧

　腕の太さにかかわらず，同じ幅のマンシェットを使用する場合が多いが，問題はないのだろうか。

　大人と子どもの腕の太さの差はもちろんであるが，大人でも体格・年齢によって腕の太さに大きな違いがある。マンシェットの適切な幅は，腕の周囲長の約40%，あるいは腕の直径の1.2倍が望ましいとされている。つまり，腕の直径をRとした場合，マンシェットの適切な幅≒$0.4\pi R$≒$1.2R$ と表すことができる。

　適切な幅のマンシェットはいろいろと用意されている（図4-7）。大人用と子ども用のマンシェットはあるが，異なる体格の大人に同じ幅のマンシェットを用いたら，どうなるのだろうか。

　図4-8 の a 及び a'は太い腕・細い腕に上述した適切な幅のマンシェットを用いた場合であり，b は体格によらず同じ幅のマンシェットを用いた場合である。b を用いると，太い腕では圧力のかかり方が少ないため，血液が流れやすく，最高血圧は高くなる。細い腕では圧力がかかりすぎて血液が流れにくく，最高血圧は低くなる。

　ちなみに，JIS 規格では，マンシェットの幅は 13cm とされている。腕の太さは無視できない問題であることを認識する必要があるだろう。

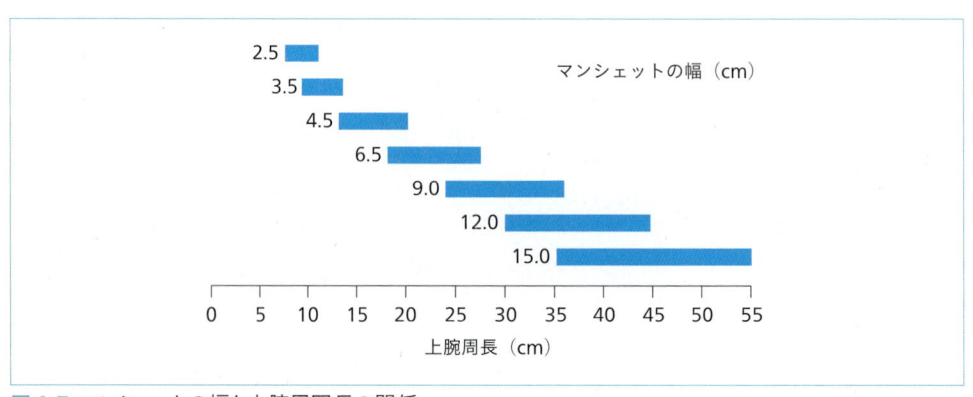

図4-7 マンシェットの幅と上腕周囲長の関係

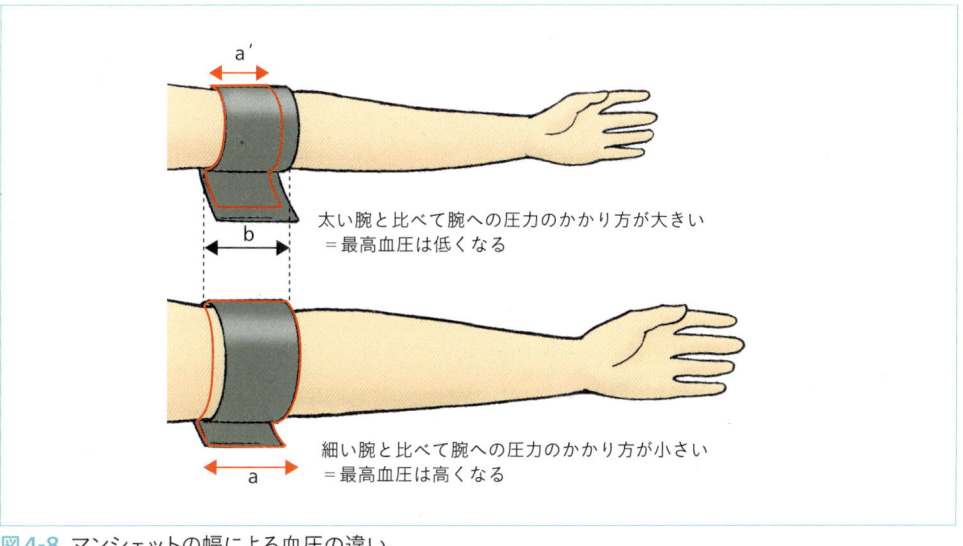

図4-8 マンシェットの幅による血圧の違い

図中テキスト:
- a′
- b
- 太い腕と比べて腕への圧力のかかり方が大きい ＝最高血圧は低くなる
- 細い腕と比べて腕への圧力のかかり方が小さい ＝最高血圧は高くなる
- a

E 血圧測定における補正について

　血圧を測定するとき,「マンシェット（血圧計ではない）の位置は, 心臓と同じ高さが望ましい。それができないときは, 心臓から1cm上下するごとに, 0.7mmHgずつ実測値から加減する」と指導されたことがあるだろうか。つまり, 心臓の位置より上で測ったら1cmごとに0.7mmHgずつ加え, 下で測ったら同様に減らすということである。この理由を考えてみよう。

　たとえば, 心臓より$x$cm下の位置Aで血圧を測定したとする（図4-9a）。血管$x$cmは水柱$x$cmに相当すると考えられるため, 心臓の高さで測定した場合に比べ, Aの位置では$x$cmの水柱を余分に背負っていることになり, その分だけ実測値が大きくなる。したがって, 心臓より下の位置で血圧を測定した場合は, 実測値から減らさなければならない。一方, 上の位置で測定したら, 実測値に加えなければならない。

　手首に細いマンシェットを巻いて測定する簡易血圧計では, 同様の理由により, 手首を心臓と同じ高さまで上げなければならない。また, **1cmにつき0.7mmHgずつ**という値の根拠は, すでに学んだように, 1cmHg柱と同じ圧力になるには, 13.6cmH$_2$O柱の圧力が必要であり, 1cmH$_2$O柱の圧力に等しいのは0.7mmHg柱になるためである（図4-9b, ここでは1cm血液の柱を水の柱にたとえている）。

　しかし, 実際にはそのとおりにならないのは, 血液には粘性もあるし, 流れる速度も変化するからである。

力学の基礎における

剛体の力学

浮力と流体

4 圧力

看護に必要な電気学

熱現象

音に関する現象

光に関する現象

放射線の防護と応用

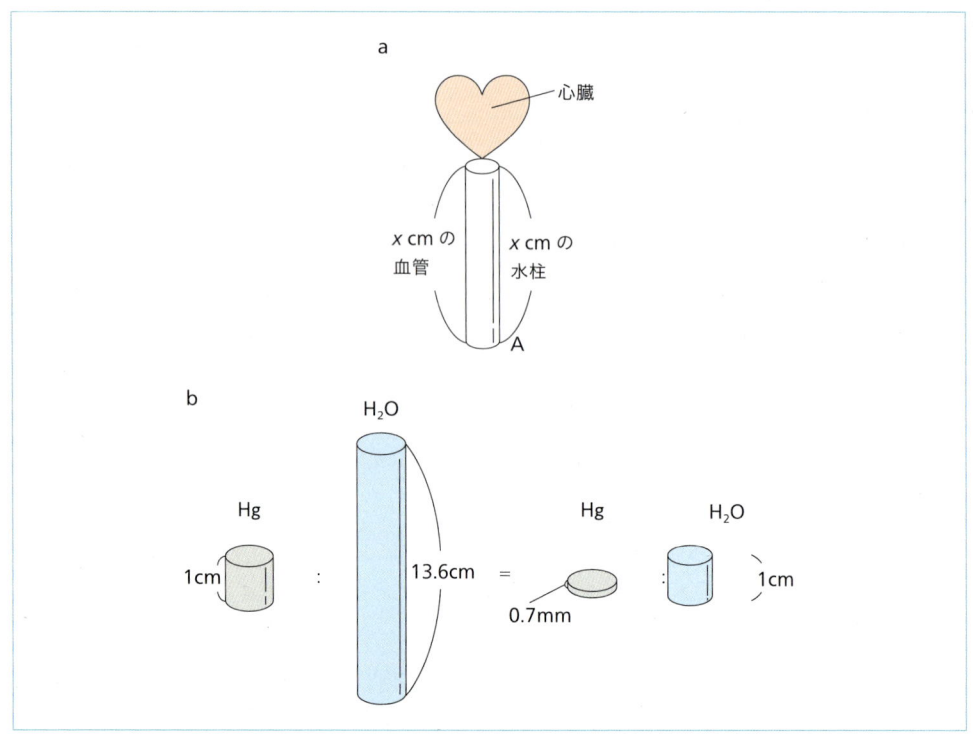

図4-9 血圧測定における補正

IV 酸素ボンベ

A ボイルの法則

気体は，固体，液体に比べ，圧力や温度による体積変化が著しいという特徴がある。

ここでは，それについて学び，酸素吸入におけるボンベからの流量と持続時間や残量について考えてみよう。

体積（Volume：V）は，圧力（Pressure：P）や温度（Temperature：T）によって変化する。数学的には，**VはPやTの関数**という。あるいはVは，P，Tを変数にもつという。このように，変数が複数個あるときは，「変数を1つずつ変えていく」という考えを心に留めておこう。つまり，まずTを一定にして，Pだけ変え，PとVの関係を考える。次にPを一定にして，Tだけ変え，TとVの関係を考える。その後で，P，T，Vの関係を考える……ということである。PもTも同時に変えたら，Vが何によって変化したかわからない。変数が複数個あるとき，すべての変数を一度に変えると，それらとの関係がわからないのである。

図4-10a は温度（T）が一定のもとにおける気体の圧力（P）と体積（V）の関係を示した

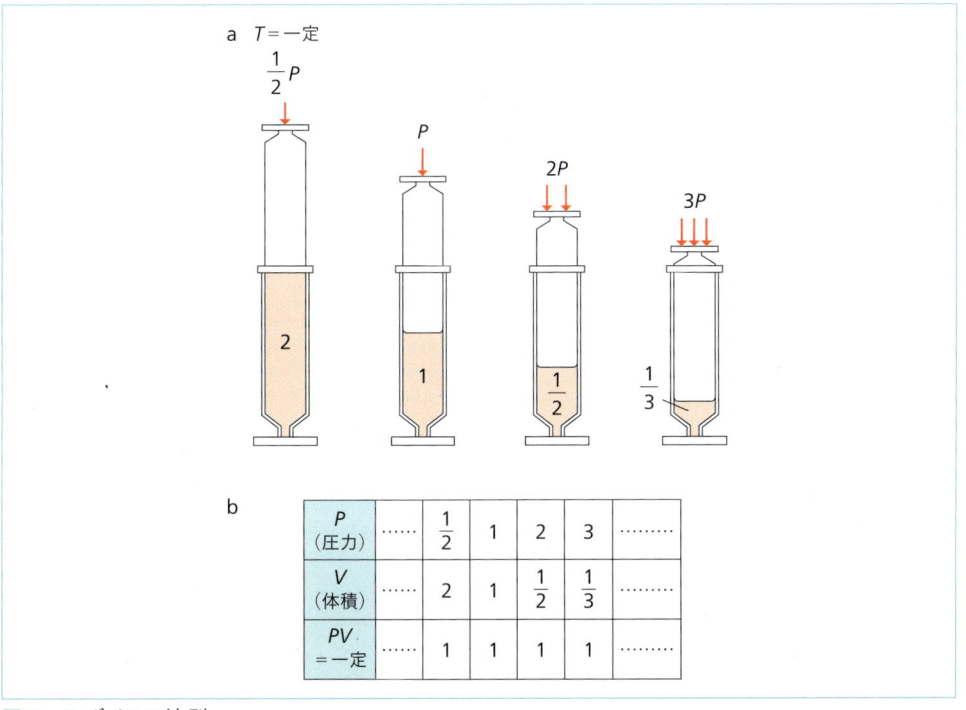

図 4-10 ボイルの法則

ものである。これは、**P と V が反比例の関係**にあることがわかる。この関係を数学的に表すと、次のようになる（図 4-10b）。

$PV = $ 一定

これを**ボイルの法則**といい、「温度一定のもとで、気体の体積は圧力に反比例する」あるいは「$PV = $ 一定」と表される。

Ⓑ ボンベの内圧計と残量の関係（パターン1）

酸素吸入は、ボンベを用いず、酸素の取り出し口が病室にあり、酸素全体は病院で一括管理されていることが多い。しかし、個人の病院では、酸素ボンベを用いることも少なくない。また、患者の移動時や救急用にはボンベが必要になる。

ここでは酸素ボンベを例にするが、たとえ酸素ボンベを用いなくても、これから学ぶことは、ほかの気体のボンベを扱うときにも役に立つので、簡単な計算方法を理解しておこう。

図 4-11 は、酸素ボンベに取り付けられている圧力計（pressure gage）である。どれくらいの圧力で酸素が圧縮されているかを示す圧力の単位が MPa になっていることに注意する必要がある（1kgf/cm^2 の圧力は約 1 気圧であり、約 0.1MPa に等しい。w の代わりに f（force）を用いることもある）。

看護における力学の基礎 1
剛体の力学 2
浮力と流体 3
圧力 4
看護に必要な電気学 5
熱現象 6
音に関する現象 7
光に関する現象 8
放射線の防護と応用 9

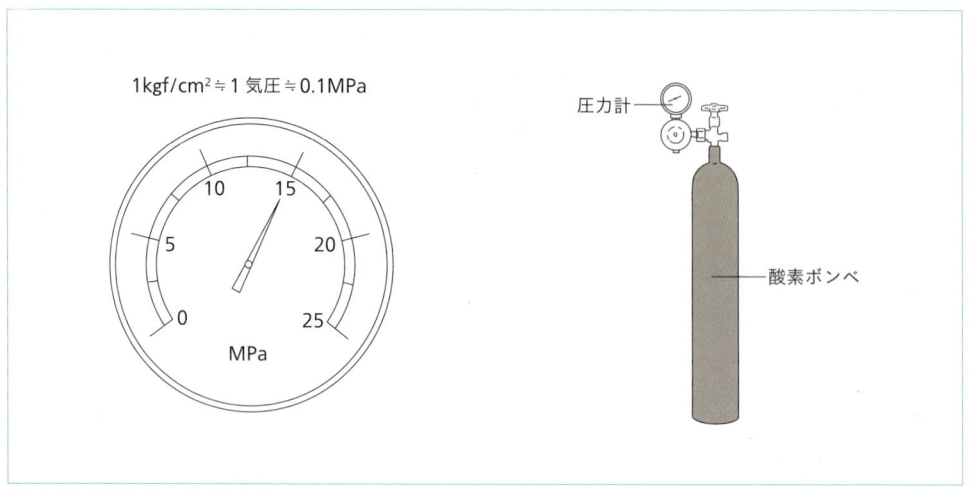

図4-11 酸素ボンベと圧力計

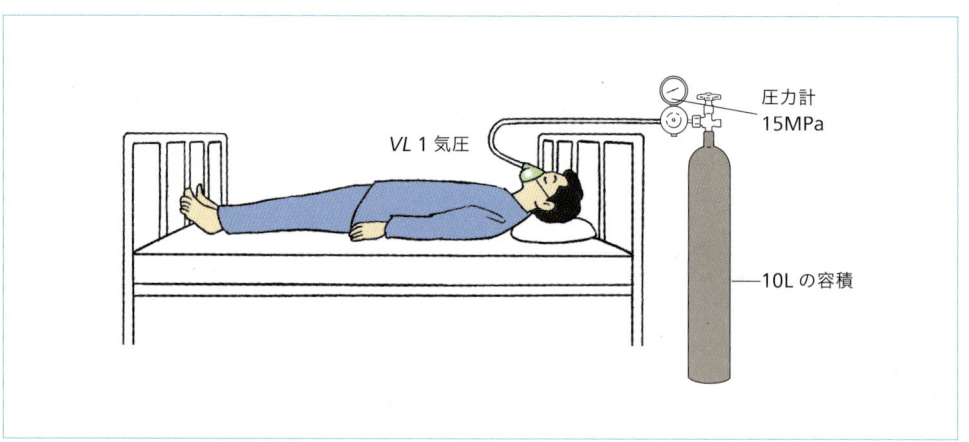

図4-12 酸素吸入

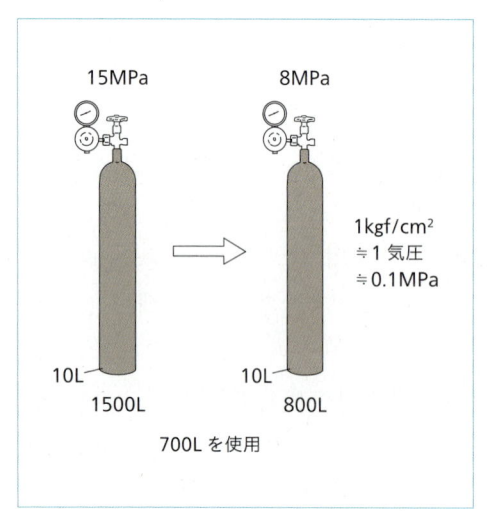

図4-13 ボンベ内の残存量と圧力の関係

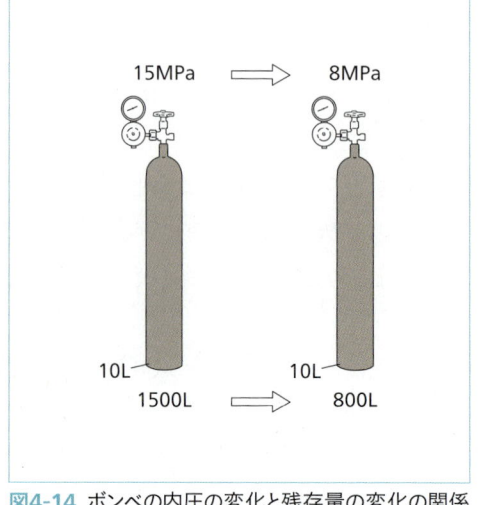

図4-14 ボンベの内圧の変化と残存量の変化の関係

図 4-12 は，酸素吸入をしている図である。ボンベの圧力計が 15MPa を示していたとする。また，このボンベ自体の容積は 10L（容積 10L のボンベはよく用いられる）とする。

ボンベも患者も同じ病室内にあるため，温度は一定である。つまり，ボイルの法則で考えればよい。ボンベ内の圧縮された酸素を患者に流すと，ボンベから流れ出た酸素が 1 気圧の場合，酸素は V L に膨張すると考えると，ボイルの法則より，次のように求められる。

$$1 気圧 \times V \, [L] = 150 気圧 \times 10 \, [L]$$

$$\therefore V = 1500 \, [L]$$

ただし，0.1MPa が近似的に 1 気圧に等しいので，15MPa の圧力はおよそ 150 気圧に等しいとして計算してもよい。MPa という単位について，付録の練習問題で学習しておこう。

したがって，仮に 3L/分の流量で酸素を流すと，$\dfrac{1500}{3}$ 分 = 8 時間 20 分流し続けることが（計算上では）可能である。

また，使用開始後しばらくして，このボンベの圧力計が 8MPa を示していたとすると，同様の計算で，ボンベ内には 800L 分残っていることがわかるため，この間に 700L 使われたことになる（図 4-13）。

以上の考え方をパターン I とする。圧力と体積は反比例するという，ボイルの法則が基本となっている。

ボイルの法則の例としては，ボンベのほかに，**真空採血**システムもある。スピッツ内が静脈圧より低い圧力なので，血液がスピッツに入っていく。スピッツ内で血液が自然に止まるのは，スピッツ内の空間の体積が小さくなり，スピッツ内の圧力が大きくなって（ボイルの法則），静脈圧と等しくなったためである。ところで，真空採血における駆血帯の取りはずしが問題になったことがある。これについては練習問題で詳しく述べている。必ず学習しておこう。

C 内圧の変化と残存量の変化の関係（パターンII）

パターン I は，内圧と残存量は反比例するという内容であった（図 4-10）。

ここで，内圧と残存量の時間経過による「変化」に着目してみよう（図 4-14）。

つまり，内圧が 15MPa から 8MPa に変化したら，残存量は 1500L から 800L に変化したことがわかる。

$$15MPa：8MPa = 1500L：800L（正比例）$$

この関係は「正比例」である。このように，「内圧の変化と残存量の変化は正比例する」ことになる。これをパターン II とし，パターン I と区別しなければならない。

移送時に使用する 500L 酸素ボンベ（15MPa に充塡）の内圧計が 9MPa を示しているときの残存量を x L とすると，次のように求められる。

1 看護における力学の基礎
2 剛体の力学
3 浮力と流体
4 圧力
5 看護に必要な電気学
6 熱現象
7 音に関する現象
8 光に関する現象
応用 放射線の防護と

$$15\,(\mathrm{MPa}) : 9\,(\mathrm{MPa}) = 500\,(\mathrm{L}) : x\,(\mathrm{L})$$

$$x = \frac{9 \times 500}{15} = 300\,(\mathrm{L})$$

　したがって，酸素を 3L/ 分で吸入するとき，使用可能時間は，100 分（1 時間 40 分）である。

　内圧の変化と残存量の変化は正比例することに注意しよう。

D ボンベの色

　かつて，病院で酸素ボンベと二酸化炭素ボンベを間違える事故が起こったことがある。ボンベは，中の気体によって色が決まっており，酸素ボンベは黒色，二酸化炭素ボンベは緑色である。中に入っている気体の種類もボンベに書かれているが，文字の印刷が剥がれて読みにくいこともあるから，色を覚えておき，そのうえで文字でも確認する必要がある。なお，水素ボンベは，取り扱いが非常に危険であり，ボンベの色は赤色である（図4-15）。ちなみに，**ボンベを冷暗所に保管する**理由は，温度上昇とともに，ボンベ内の気体が膨張し，ボンベ内の圧力が上昇するためである。

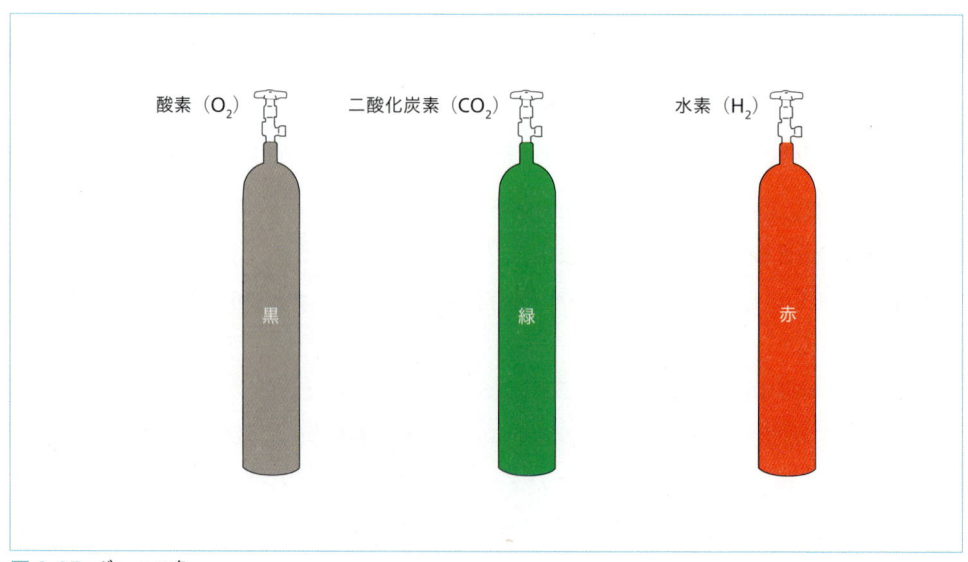

図4-15 ボンベの色

力学における看護の基礎

剛体の力学

浮力と流体

4 圧力

看護に必要な電気学

熱現象

音に関する現象

光に関する現象

放射線の防護と応用

Ⅴ サイフォン

A サイフォンの原理

　液体の移動について考えよう。高い液面よりさらに高い位置を経て低いほうへ曲管を用いて液を流す装置を**サイフォン**といい，胃の洗浄などにも用いられる。まず，**サイフォンが成り立つための条件**として，次の 2 つが必要である。

- 2 つの液面に高低差があること
- 両液面をつなぐ曲がった管が液で満たされていること

　図 4-16a において，容器①，②は液で満たされた管でつながれており，各々の液面を A，C とし，管の最高点の高さを B とする。

　初めに，最高点 B の断面を考え，B から C のほうへ向かう圧力を p_1，B から A へ向かう圧力を p_2 とする。大気圧（p_0 とする）によって A の液面から h_1 の高さ B まで液体がもち上げられたと考えると，次の関係が成り立つ。

$$p_1 = p_0 - 高さ\ h_1\ の液柱の圧力$$
$$= p_0 - \rho g h_1$$

同様に考えると，p_2 には次のような関係が成り立つ。

$$p_2 = p_0 - 高さ\ h_2\ の液柱の圧力$$
$$= p_0 - \rho g h_2$$

$h_2 > h_1$ より $p_1 > p_2$ となり，液は A から C へと移動する。初めに述べた 2 つの条件が満たされていなければ，前述の式が成り立たないことは明らかである。また，$h_1 = h_2$ になれば液体の移動が止まることもわかる。

　また，図 4-16b のように C が大気圧中に放り出された状態であっても，C には p_0 が働

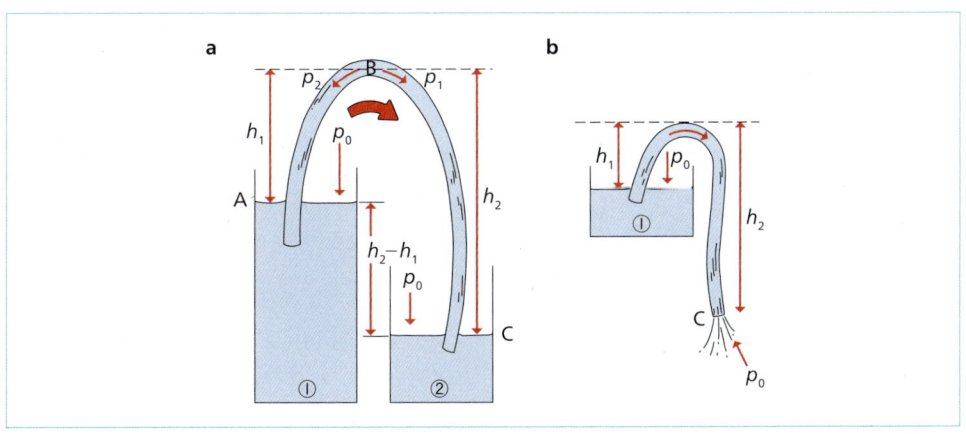

図4-16 サイフォン

いているので，前式は成立し，液の移動は起こるが，移動が止まった直後にCの管先から空気が入ることがある。そして，液の移動が起こるのは，h_1，h_2の高さの差だけによるのであって，管の先端が液の中へどれだけ入っているかには関係ない。ただし，容器に管が深く入っていないと，液の移動によって水面が下がり，管が外に出てしまい，移動が止まってしまう。

B 胃洗浄とサイフォン

図4-17は胃洗浄の様子を示している。ここでは，操作方法として「図4-17aの高さh_1から洗浄液を注入し，**漏斗内に洗浄液が少し残っているとき，漏斗を速やかに患者の胃の位置より下（h_2）に下げる**」と書かれている。これは，管内が常に液で満たされている必要があるためである。そして，漏斗が高さh_2まで下げられると，胃と漏斗の位置関係が逆になるため，洗浄液は胃から漏斗内へ排出される。これはサイフォンが成立する2つの条件をここでも満たしているためである。

また，漏斗を高さh_2に下げたとき，前述した注意が必要である。それは高いほうの位置にある管は液内に必ず入っていないといけないのに，胃から漏斗内に液が排出されるにつれ，胃内の液面が下がり，それによって，胃内の管の先端が液面から出てはいけないためである。そのため，**胃管の先端は胃底部に到達していること**に注意する必要がある。

高さh_1に漏斗があるときは，胃に洗浄液が流れていく。このとき，胃内にかかる圧力（$= \rho g h$）は，**胃（胃内の液面）と漏斗の液面の高さの差hに大きく影響される**ため，左側臥位や座位の場合でも，その差hに注意する必要がある。

図4-17bにおいて，漏斗の位置がAやBでも，hが同じなので，圧力差も同じである。よって，胃内に注入される速度は同じになる。しかし，どんな液体にも粘り気（粘度）がある。粘度があると，図のAの状態とBの状態では流速が異なり，Aのほうが遅い。胃に刺激を与えないため，Aの方が好ましいとされている。

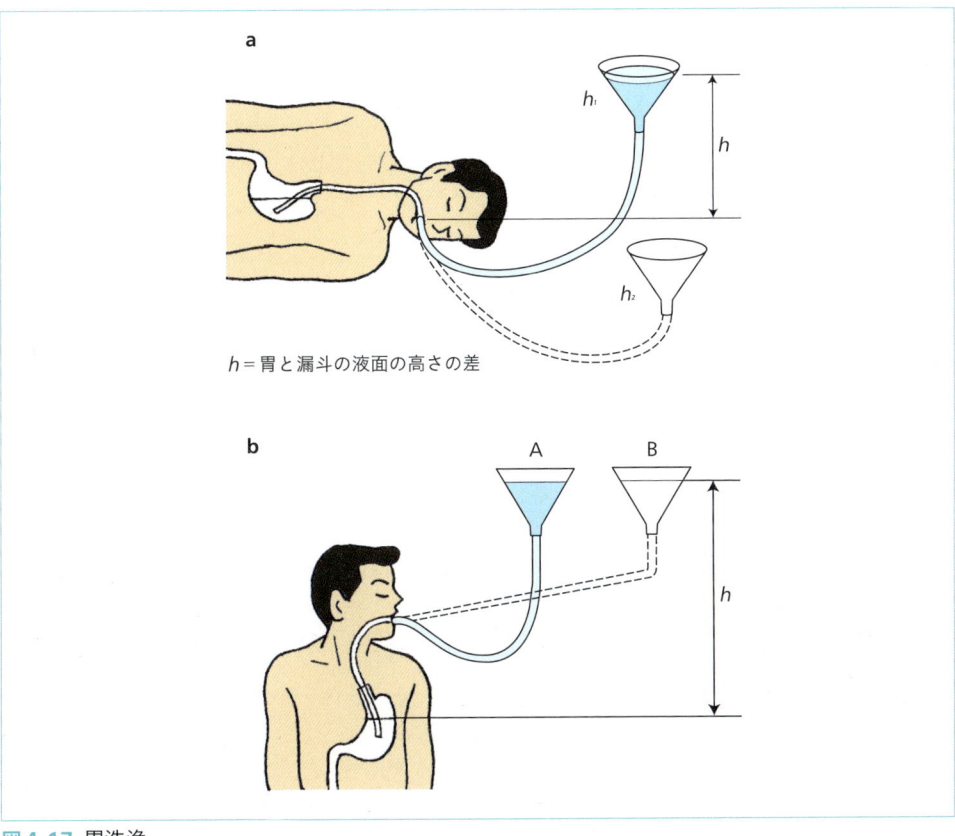

h＝胃と漏斗の液面の高さの差

図4-17 胃洗浄

看護における力学の基礎

剛体の力学

浮力と流体

4 圧力

看護に必要な電気学

熱現象

音に関する現象

光に関する現象

放射線の防護と応用

[1] 容積 10L の酸素ボンベから酸素を流量 3L/ 分で 3 時間以上流し続けたければ，圧力計の目盛りは何 MPa 以上を示している必要があるか求めなさい。

[2] 100kgw/cm^2 は何 MPa か求めなさい。ただし，重力加速度 $g = 9.8$m/s^2 とする。

[3] 真空採血管における次の各問に答えなさい。
(1) スピッツを刺すと，スピッツの中へ自然に血液が入ってくる理由を述べなさい。
(2) 一定量（たとえば 2mL）の血液が採取されると，血液の移動が自然に止まる理由を述べなさい。
(3) 駆血帯をしたときの注意を述べなさい。

[4] 移送時に使用する 500L ボンベ（14.7MPa 充填）の内圧計が 4.4MPa を示している。酸素を 3L/ 分で注入するときの使用可能時間を求めよ（答えは小数点以下第 1 位を四捨五入する）。

> 答えは巻末

第 **5** 章

看護に必要な電気学
—電気の基本を
学んでおこう—

物理学においては，「力学」と「電磁気学」が大きな柱となっている。「力学」は，すべての基礎となるので，看護とも深いかかわりがあり，また，「電磁気学」も ME（医療工学）機器だけでなく，看護に広くかかわっている。ここでは基本的な「電気に関する知識」や，ME 機器を扱う前に知っておかなくてはいけない「感電に対する知識」を解説する。

I 電気に関する基本的知識

A 電流・電圧・抵抗とは

1. 電流とは

図 5-1a は，両端を電源の正（＋）極，負（−）極につないだ銅板を示したものである。

銅板の中には，銅原子 Cu から離れて自由に動き回ることができる自由電子がある。そのため，銅板の両端を電極につなぐと，負の電気をもった粒（自由電子）は正極へ移動す

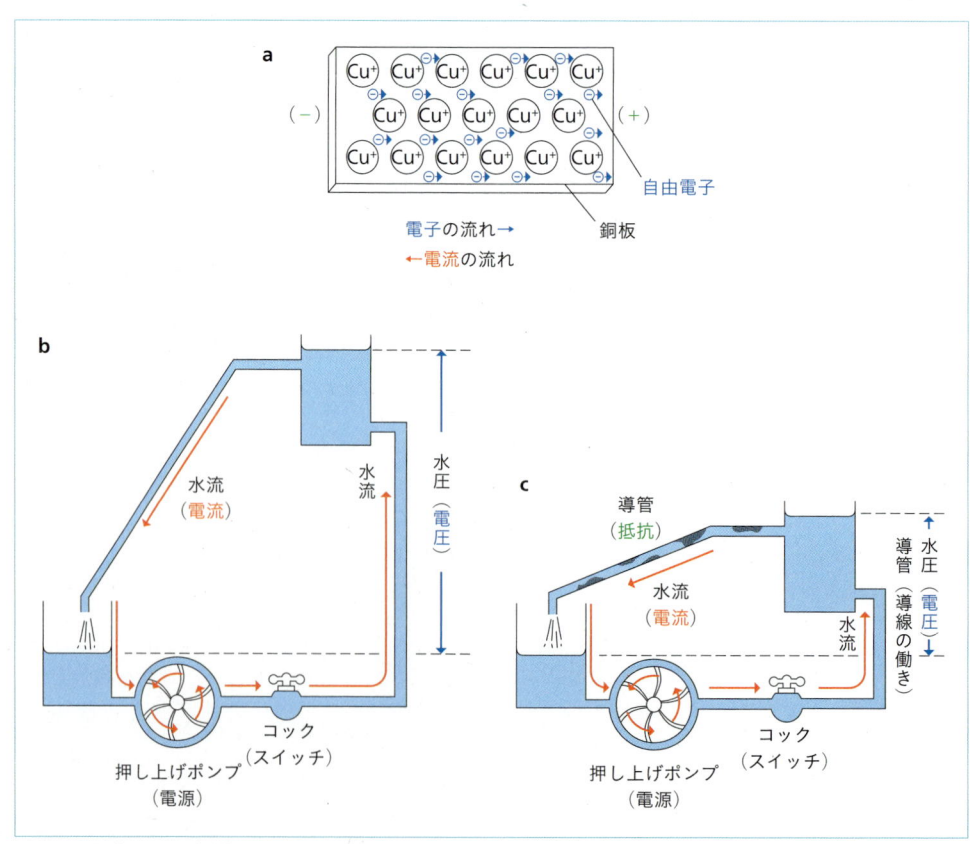

図 5-1 電流・電圧・抵抗

ることになる（図 5-1a）。この**電子**の流れが**電流**である。

19 世紀初め，まだ電子の存在が知られていなかった当時の科学者は，電流は正極から負極へ向かうと考えたが，実は電子の流れの方向（負から正へ）と逆である。つまり，電流の正体は電子の移動であるが，**電流の方向は電子の移動の方向と逆である**と理解しておく必要がある。

なお，電流の単位は，**A**（**アンペア**）を用いる。小さい値には，mA（ミリアンペア：1〔mA〕$= \dfrac{1}{1000}$〔A〕$= 10^{-3}$〔A〕）を用いることが多い。

2. 電圧とは

電流を流そうとするためには，外からの働きかけが必要である。電流を水流にたとえるとわかりやすい。絶え間なく水を流すためには，図 5-1b のように，ポンプで高い位置まで水を押し上げて落差をつけなければいけない。そして，水位の差が大きいほど，水を流そうとする働きは大きくなる。この水位の差（水圧）に相当するのが**電圧**である。電圧が大きいほど電流を流そうとする働きが大きく，また，電圧が 0 なら電流が流れない。なお，図 5-1b の押し上げポンプの働きをするのは電源に相当し，コックはスイッチに相当する。

電圧の単位は **V**（**ボルト**）である。高電圧には kV（キロボルト，1〔kV〕$= 1000$〔V〕$= 10^3$〔V〕）や，MV（メガボルト，1〔MV〕$= 1000$〔kV〕$= 10^6$〔V〕），低電圧には mV（ミリボルト，1〔mV〕$= \dfrac{1}{1000}$〔V〕$= 10^{-3}$〔V〕）を用いることが多い。

3. 抵抗とは

抵抗は，正確には**電気抵抗**といい，電流が流れようとするとき，電流の流れにくさを表す量である。抵抗の単位は Ω（オーム）である。大きい抵抗には kΩ，MΩ を使い，小さい抵抗には μΩ（マイクロオーム）を使うことがある（1〔μΩ〕$= 10^{-6}$〔Ω〕）。

前述したように，電流は電圧が大きいほどよく流れ，抵抗が大きいほど流れは小さくなる（図 5-1c）。

これらの関係を式で表すと，次の関係が成り立つ。

$$電流〔A〕= \frac{電圧〔V〕}{抵抗〔Ω〕} \cdots\cdots ①$$

これを**オームの法則**という。

1. 直流とは

直流（**直流電流, direct current：DC**）とは，流れる方向が時間的に変化しない（多くの場合，方向だけでなく大きさも一定である）電流または電圧のことである（図 5-2a）。直流電流（DC 電流）と直流電圧（DC 電圧）を総称して直流ということもある。

電池から得られる電流は，決まった方向に流れるため直流である。また，電気めっきや電気分解は，陽極と陰極が入れ替わっては行われないため直流を用いる。

電流や電圧の大きさを測定する計器には，直流用と交流用（後述）がある。直流用電流計には A，直流用電圧計には V の印があり，端子には ⊕ の明示がある。これは，直流は流れる方向が決まっていて，極性を間違えてはいけないためである。直流の電源を表す電気用図記号は，図 5-2b のように長短の線で表し，長いほうが正極である。

2. 交流とは

時間的に流れの方向（多くの場合大きさも）が変化する電流または電圧のことを**交流**（**交流電流, alternating current：AC**）という。交流電流（AC 電流）と交流電圧（AC 電圧）を総称して交流ということもある。

家庭の電灯線（コンセント）の電流は交流であり，時間的な変化は正弦波（sine wave）である。これを**正弦波交流**という（図 5-3a）。

直流は，電流の大きさも方向も一定なのに，交流は，時間的に変化し，一定時間ごとに同じ状態が繰り返されている。同じ形を繰り返すのに要する時間（波が 1 つ分だけ進むのに要する時間）を**周期**（T）といい，その逆数 $\left(\dfrac{1}{T}\right)$ を**周波数**（f）という。

図 5-3a では，$T = 0.5$〔s〕，$f = 2$〔回/s〕$= 2$〔Hz〕（ヘルツ）である。周波数は，1 秒間に

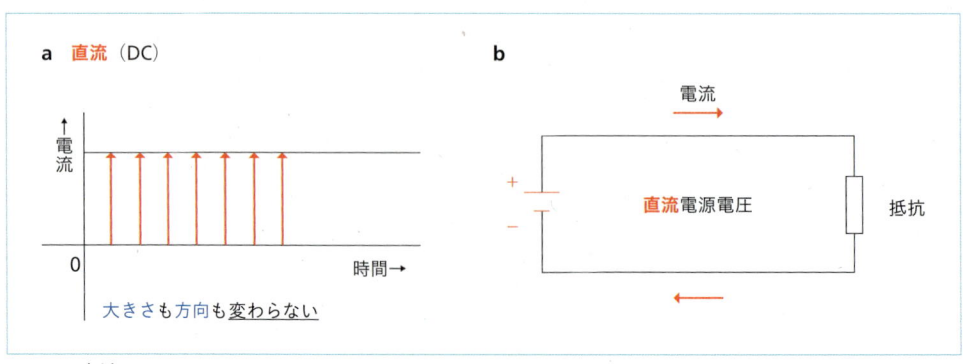

図 5-2 直流とは

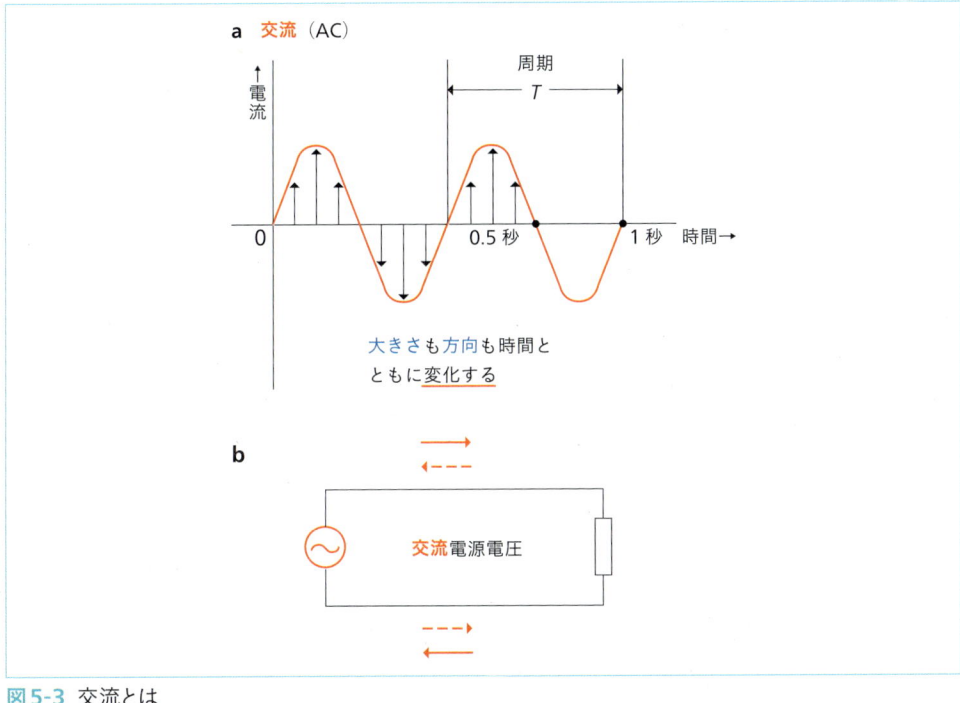

1 看護における力学の基礎

2 剛体の力学

3 浮力と流体

4 圧力

5 看護に必要な電気学

6 熱現象

7 音に関する現象

8 光に関する現象

9 放射線の防護と応用

図5-3 交流とは

交流の電流変化が起こる回数であるが，1秒間に繰り返される波の数でもあり，単位はHz（ヘルツ）を用いる。

交流用電流計には $\underset{\sim}{A}$，交流用電圧計には $\underset{\sim}{V}$ の記号がある。直流の場合と違って，これらには⊕の明示がない。一方，交流の電源は◯で表す（**図5-3b**）。

家庭用の交流の周波数は，新潟県・山梨県・富士川以東の静岡県を含む日本の東側では50Hz，西側では60Hzであるから，引っ越すときは注意が必要である。

また，1周期ごとに電圧が2回だけ0Vになる（**図5-3a**の・印）ため，50Hzなら100（＝50×2）回，60Hzなら120（＝60×2）回だけ，電灯が消えるときがあることになる。そのため，交流で点灯している蛍光灯の側で，鉛筆などの細いものを素早く左右に振り動かすと，左右に並んだ縞模様に見える。これは，蛍光灯が瞬間的に（60Hzならば $\frac{1}{120}$ 秒ごとに）ついたり消えたりしていて，蛍光灯がついているときだけ鉛筆がちらついて縞模様に見えるためである。

ラジオやテレビの中には，直流で作動させなければならない回路が組み込まれているため，電灯線の交流から直流をつくらなければそれらは機能しない。このように交流から直流を得ることを**整流**という。なお，家庭用のコンセントの電圧は，100Vの交流電圧である。これは，発電所で作られた20数万Vの電圧が，変電所で電圧を下げられ，さらに柱上トランス（電柱に取り付けられている変圧器）でも電圧を下げられて送られているためである。

C 電力と電力量

1. 電力とは

電力とは，単位時間当たりに電気器具で消費されるエネルギーのことである。電力の単位は **W**（ワット）である。また，電力は次のように定義される。

電力〔W〕＝電流〔A〕×電圧〔V〕……②

ここでオームの法則を用いると，次のようになる。

電力＝〔電流〕^{2}×抵抗＝$\dfrac{〔電圧〕^2}{抵抗}$……②′

2. 電力量とは

電力量とは，使用時間に消費される電気エネルギーの総量である。電力は，1秒間当たりの消費エネルギーなので，電力量を知るには，使用した時間をかけなければならない。したがって，電力量は次のように定義される。

電力量＝電力×時間……③

電力量の単位は，**Wh**（ワット時），**kWh**（キロワット時）などを用いる（h は hour，時間を表す）。

たとえば，30W の蛍光灯を10時間点灯すると，次のように計算できる。

30〔W〕×10〔h〕＝300〔Wh〕＝0.3〔kWh〕

テレビの受像機の抵抗を 50 Ω としたとき，家庭用電源（100V）に接続して5時間つけていると，1か月（30日とする）に消費する電力量はいくらだろうか。

オームの法則（①式）より，2〔A〕$\left(=\dfrac{100〔V〕}{50〔Ω〕}\right)$ の電流が流れるため，②式より，200〔W〕（＝2〔A〕×100〔V〕）の電力を1秒間当たりに消費する。

200〔W〕×5〔h〕＝1000〔Wh〕＝1〔kWh〕

よって，1か月では 30kWh 消費する。

電気料金の請求書にある数値は，1か月に消費した kWh の数値である。図 5-4 のような電気器具のうち，毎日，電灯を6時間，テレビを5時間，洗濯機を30分使用すると，1か月の消費電力量はいくらか，また，これらをすべて同時に使用したとき，どれだけの電流が流れるかを考えてみよう。

まず，③式より次のように計算できる。

電力量＝（60＋60＋100）〔W〕×6〔h〕＋200〔W〕×5〔h〕＋350〔W〕×0.5〔h〕
　　　＝2495〔Wh〕＝2.495〔kWh〕

1か月では，次のように計算できる。

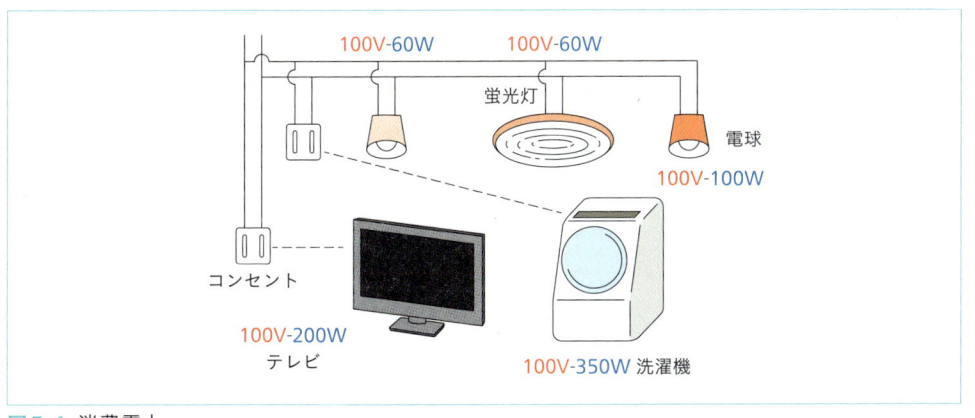

図 5-4 消費電力

2.495〔kWh〕×30〔日〕＝74.85〔kWh〕（約 75〔kWh〕）

また，同時に使ったときの電流の合計は，②式より次のように計算できる。

$$電流 = \left(\frac{60}{100} + \frac{60}{100} + \frac{100}{100}\right) + \frac{200}{100} + \frac{350}{100} = 7.7〔A〕$$

Ⅱ 感電に関する基本的知識

A アースとリーク

1. アースとは

アース（earth）とは，もともと「地球・大地」という意味であるから，「アースする」または「アースをとる」という表現は適切ではないかもしれないが，「アースする」は「接地する」と訳されている。

つまり，「アースする」というのは「**地球・大地と（電気的に）接続すること**」である。略号には E が用いられ，earth の頭文字に由来している。また，外国製の電気機器に G，あるいは GND の略号が用いられているのは，ground（大地）の頭文字に由来している。

そして，電気的に地球と接続するということは，導線を地球につなぐ（普通，導線を接続した銅棒を地下に埋め込む）ことになる（図 5-5a）。つまり，**アースの役目**は，余分な電気を地球へ逃がし，人体への感電を防ぐことにある。なお，アースの記号は図 5-5b のように示す（3 本の横線のうち下部の 2 本は，各々その上の線より短い）。

電気をよく通す物質を**導体**という。金属が導体であることはよく知られているが，導体

1 看護における力学の基礎
2 剛体の力学
3 浮力と流体
4 圧力
5 看護に必要な電気学
6 熱現象
7 音に関する現象
8 光に関する現象
9 応用 放射線の防護と

の例は，金属だけでなく，不純水*や動物のからだ，地球も導体である。人体も導体なので，もし，機器に余分な電気（漏れ電流）があり，そこに人体が触れると，人体に電流が流れることになり危険である。しかし，機器がアースされていれば，漏れ電流は人体より

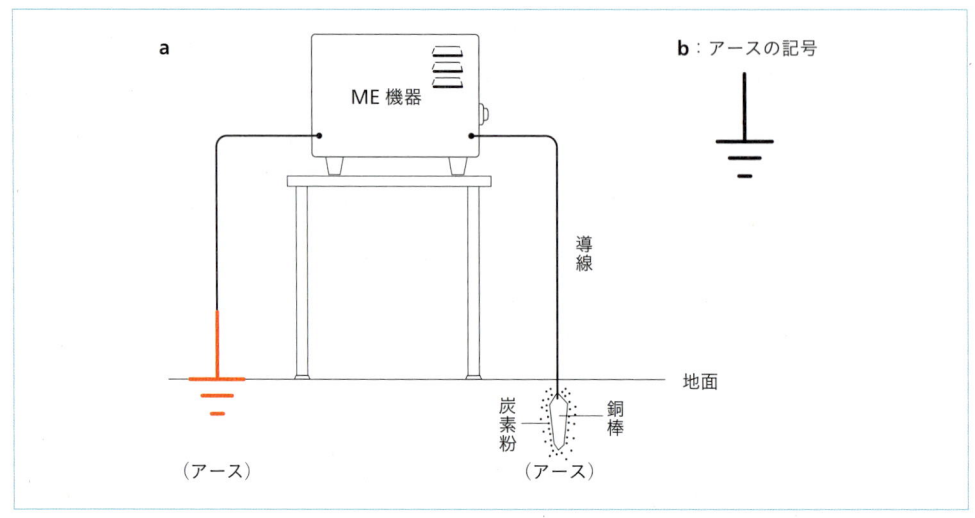

図5-5 アース

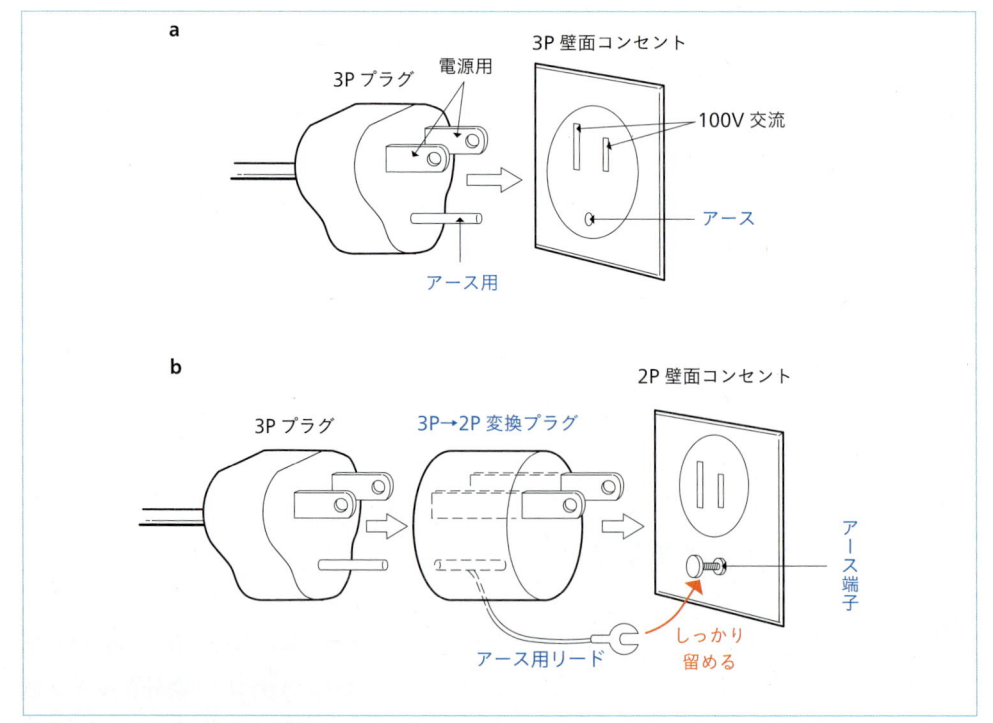

図5-6 アースを取り付けた壁面のコンセント

＊ 不純水：純水は電気をほとんどとおさないが，不純物を含んだ水は導体である。普通，水といえば不純水と考えてよい。

も抵抗が小さいアースの導線へと流れ，人体は感電を免れることができる。アースを通じて電気を地球に送り込むと，電気は地球に逃げる。地球は巨大なので，電位は上がらない（電圧が高くならない）。

　病院の壁面には3つ穴の3Pコンセント（Pはpin，ピンのこと）がある（図5-6a）。これは，丸い穴がアースになっているため，3Pプラグを差し込むだけで，電源と同時に，自動的にアースするようになっている。もし壁面が図5-6bのような2Pコンセントなら，「3P→2P変換プラグ」を用いて，変換プラグのアース用リードを壁面のアース端子にしっかりと留める必要がある。

2. リークとは

　絶縁されているはずの部分が傷み，電流が回路から漏れる場合がある。たとえば，風雨などにさらされて，むき出しになった電線がトタン屋根に触れた場合がそれである。しかし，このような大がかりな例でなくても，銅線の被覆が破れ，銅線が機器の中で露出することにより，外箱の金属に接触して，感電を起こす場合などもある。そのため，アースによって漏れ電流を地球へ逃がして，感電を未然に防ぐ必要がある。

　漏れ電流のことを**リーク**という。リークには，前述の例以外に，**誘導リーク**（図5-7）とよばれるものもある。誘電リークは感電を引き起こさないが，心電図などに混入すると，ハム（雑音）の原因となる。

Ⓑ 電撃（感電）

　電気的な刺激や障害を受けることを，**電撃**（感電，ショック）という。これは**マクロショック**（大きな電流による電撃）と**ミクロショック**（小さな電流による電撃）に区別して考えなければならない。

1. マクロショック

　マクロショックとは，人体の表面に流入する電流による衝撃をいう。たとえば，手から

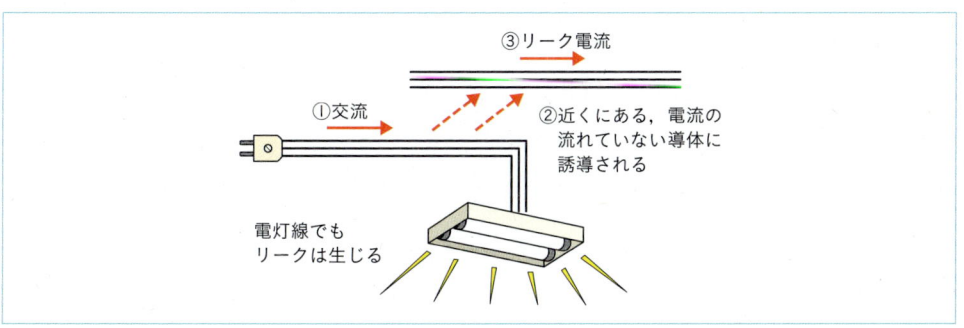

図5-7 誘導リーク

1 看護における力学の基礎
2 剛体の力学
3 浮力と流体
4 圧力
5 看護に必要な電気学
6 熱現象
7 音に関する現象
8 光に関する現象
9 放射線の防護と応用

表5-1 マクロショックの人体反応（50Hzまたは60Hz, 成人男性の場合）

電流値（1秒間通電）	反応および影響
1 mA	ピリピリと感じる電流（最小感知電流），時にはチクチク痛む（直流では少し温かく感じる）。
5 mA	手から手または足に許し得る最大電流（最大許容電流）。
10〜20 mA	持続した筋肉収縮（自力で離脱できる限界＝離脱電流）。人によってはある種の筋が麻痺して導体を離せなくなることがある。
50 mA	痛み，気絶，激しい疲労，人体構造の損傷の可能性，心臓呼吸系統は興奮する。
100 mA〜3A	心室細動の発生，呼吸中枢は正常を維持。心室が正常な収縮をやめ非常に小さい急速な収縮を繰り返すので，血液はほとんど押し出されなくなる。心室細動が自発的に止まることはほとんどないので，すぐに適切な医療処置が行われなければならない。
6A以上	心筋の持続した収縮，一時的な呼吸麻痺，熱傷など。

＊女性は上記の電流値の 2/3 倍，小児は 1/2 倍程度

足へ電流が流れる場合に皮膚から電流が入り，その後，皮膚から地球へ電流が出ていく衝撃である。

　動物のからだが導体であることはすでに述べた。さらに，人体の大半は水であり電気をよくとおす。オームの法則によれば，生体を流れる電流 I は，次のように求められる。

$$I（生体を流れる電流）＝\frac{V（電圧）}{R（生体の抵抗）}$$

表5-1 は，人体に流れる**電流の値と人体の反応**を示している。少し汗をかいている両手間の抵抗は約 1.5k Ω であるため，100V の電圧に触ると，生体を流れる電流は次のようになる。どのような影響があるか，表5-1 をみれば非常に危険であることがわかるだろう。

$$生体を流れる電流 I＝\frac{100〔V〕}{1500〔Ω〕}＝0.07〔A〕＝70〔mA〕$$

2. ミクロショック

　ミクロショックとは，心臓に直接電流が流れ込む場合の電撃である。この場合は，微量の電流でも，非常に危険である。心臓内に挿入したカテーテルや電極をとおして 100μA（＝0.1mA）が流れると，心室細動が起こるといわれている（この $\frac{1}{3}$ 倍くらいの電流〔約 35μA〕で起こるともいわれている）。

　マクロショックでは，100mA で心室細動が発生する（表5-1）といわれているが，ミクロショックは，その $\frac{1}{1000}$ 倍以下の大きさの電流で起こる。皮膚に電流が流れたとき，私たちがピリピリと感じる最小感知電流は 1mA である。100μA は，その $\frac{1}{10}$ 倍であるため，電流が心臓を直撃することがいかに危険かわかる。

　　1　次の各問に答えなさい。

（1）　消費電力が 100V − 400W のアイロンを用いると，何 A の電流が流れるか。また，そのときに，アイロンの抵抗は何Ωか求めなさい。

（2）　消費電力が 100V − 600W のストーブを 5 時間使用したときの電力量は何 kWh か求めなさい。

（3）　消費電力が 100V − 500W の電熱器のニクロム線が切れたため，もとの長さの $\dfrac{1}{4}$ 倍だけ切り取って使用した。このとき，何 W の電熱器になったか求めなさい。ただし，答えは小数第一位を四捨五入して，整数で求めなさい。

答えは巻末

看護における力学の基礎

剛体の力学

浮力と流体

圧力

5　看護に必要な電気学

熱現象

音に関する現象

光に関する現象

放射線の防護と応用

熱現象
―看護に役立つ水の特異性―

この章では

- 熱膨張と比熱の概念を知る。
- 三態変化の機序を学ぶ。
- 水の三態変化時の熱量を計算できるようになる。
- 熱の伝わり方を学ぶ。

物質を熱していくと，一般に，固体→液体→気体と変化するが，それはなぜだろう。そして，このように状態を変えていくとき，どれくらいの熱が出入りするのか，また，その熱はなぜ必要なのかを水を例に解説していこう。同時に，ここで水がもつ多くの特異性や，それらが看護に役立っていることも学ぶ。

I 水の特異性と熱量計算

熱膨張

　固体の温度を上げていくと，液体になる。固体は，原子・分子が目に見えない手のようなもので結合していて，熱によって熱振動をする。さらに熱すると，振動がより激しくなり結合が切れて，原子・分子はつり合いの位置を離れ，いくつかのグループとして動き始める。これが**液体**である。固体よりも，液体における原子・分子のほうが，自由に動くことができる。そのため，液体は一定の形をもたない。

　液体の膨張率を考えるときには**水の膨張率**の考え方が必要となる。ほとんどの物質において，膨張率は温度の変化とあまり関係ないが，水の膨張率は温度によって大きく変化し，4℃以下では負の膨張率をもつ（**図 6-1a**）。つまり，0～4℃までは温度を上げると水の体積が小さくなるため，水は 4℃のときに密度が最も大きいことになる（理由は，水の分子構造によるためだが，ここでは触れない）。

　池の水温は，水面よりも水底のほうになるほど低いはずである。これは，水は低温だと体積が小さく，密度が大きくなるので，重くなることから，水底のほうに存在するようになるためである。お風呂でも底のほうがぬるいことも同様の理由である。

　ところが，0～4℃では，水は 4℃に近いほど密度が大きくなるため，水底のほうに集まる。つまり，冬に池の水面が冷やされ水温が 4℃以下になると，4℃付近の水は水底に集まり 0℃付近の水は水面に集まる（**図 6-1b**）。そのため，池は水底から凍らず，水面から凍る。水中の生物が氷の中に閉じ込められずに冬を生き続けることができるのも，スケートができるのも，0～4℃にみられる**水の特異性**のおかげである。

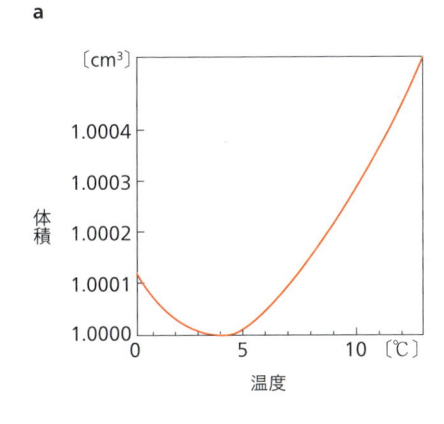

a

〔cm³〕

1.0004
1.0003
1.0002
1.0001
1.0000

体積

0　　　5　　　　10　〔℃〕

温度

1gの水の体積と温度との関係
4℃の水の体積が最も小さい

b

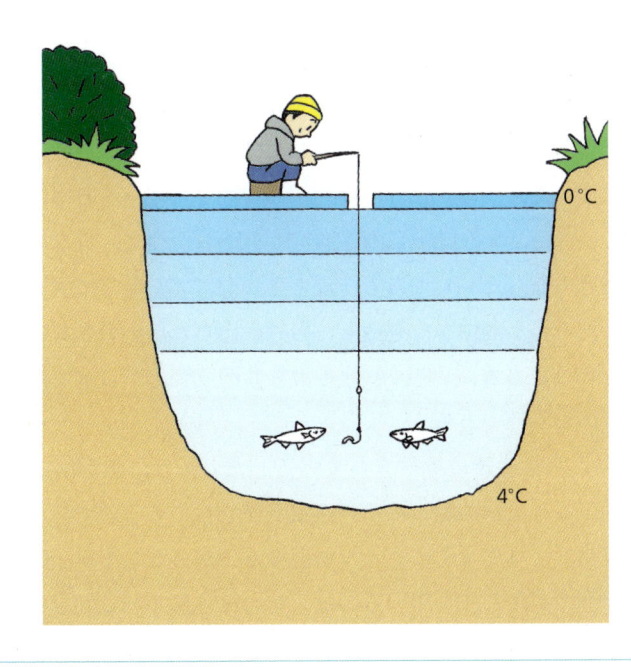

0℃

4℃

池は水面から凍るが，
水底付近では冷えに
くく，凍らない。そ
のため，水底付近で
は，魚などが生きて
いられる

図6-1　熱膨張における水の特異性

1　看護における力学の基礎

2　剛体の力学

3　浮力と流体

4　圧力

5　看護に必要な電気学

6　熱現象

7　音に関する現象

8　光に関する現象

9　放射線の防護と応用

Ⓑ 比熱

1. 比熱とは

　比熱とは，物質 1g を 1℃温度上昇（下降）させるときに必要な（放出する）熱量のことである。温度の単位は K（ケルビン）としてもよいが，ここでは習慣に従って℃を用いることにする。したがって，比熱の単位は，cal を用いると cal/g・℃ と表される。

水の比熱は 1cal/g·℃である（厳密には，純水 1g を 1 気圧のもとで，14.5℃から 15.5℃まで温度を上げるのに要する熱量を 1cal と決められている）。**表 6-1** は，身近な物質の比熱の値を示したものである。水の比熱は，ほかの物質に比べて非常に大きいことがわかる。

比熱が c cal/g·℃の物質 mg を温度Δt℃だけ上昇（下降）させるとき，必要な（放出する）熱量 Q は，次式で与えられる。

$$Q = m \; [\text{g}] \times c \; [\text{cal/g·℃}] \times \Delta t \; [\text{℃}] = mc\Delta t \; [\text{cal}]$$

比熱が大きい物質の温度を上昇させるには多くの熱量を必要とし，温度を下降させるには多くの熱量を放出しなければならないことは，この式から導かれる。つまり，比熱が大きい物質ほど温度変化が少ない。水は比熱が大きいため，熱しにくく冷めにくい物質なのである。

夏の砂浜が太陽に照りつけられるとすぐに温度が上昇し，裸足で歩けないくらい熱くなってしまうのは，砂の比熱が非常に小さいからである（**表 6-1**）。

▎ 2. 水が罨法に役立つ理由

比熱が大きい物質ほど温度変化が少ない，つまり熱しにくく冷めにくい，そしてその代表が水であることはすでに述べた。このことは，周囲が海で囲まれている日本の気候に恩恵をもたらしてくれている。水（ここでは海水）の比熱が大きいおかげで，日本の気候は耐えられないほどの酷暑や厳寒にならないのである。夏と冬の温度差が非常に大きい内陸地方に比べ，日本の気候がおだやかな理由や，昼はとても外へ出られない暑さなのに，夜は毛布なしでは過ごせないというような，1 日における大きな温度変化が日本ではみられない理由も，水の比熱が大きいおかげである。

比熱が大きいという点で，水は看護にも役立っている。たとえば，熱が出ると冷水で絞ったタオルで頭を冷やす。これは水の熱しにくい性質が役立っているのである。もし，水の比熱が小さければ，発熱によってすぐにタオルの温度が上がってしまい，頭を冷やせないことになる。また，保温に湯たんぽを用いるのは，水の冷めにくいことを利用している。もし，比熱が小さければ，湯たんぽはすぐ冷たくなって，保温できないことになる。

表6-1 いろいろな物質の比熱

状態	物質名	比熱(cal/g·℃)
固体	鉄(25℃)	0.11
	銅(25℃)	0.09
	ガラス(25℃)	0.16
	氷(0℃)	約0.49
	コンクリート(20℃)	約0.21
	砂	0.23
液体	エチルアルコール(20℃)	0.57
	水銀(25℃)	0.03
	海水(20℃)	0.94
	菜種油(20℃)	0.49
気体	酸素(0℃)	0.22
	空気(20℃)	0.24

看護における力学の基礎

剛体の力学

浮力と流体

圧力

看護に必要な電気学

6
熱現象

音に関する現象

光に関する現象

放射線の防護と応用

C 三態変化と潜熱

　物体を熱すると温度が上昇し，固体→液体→気体と変化するが，それはなぜだろうか。図6-2a は，固体をつくっている分子が規則正しく並んでおり，互いがつり合う位置で小さく**熱振動**している様子を示している。熱振動をイメージするために，隣り合った分子どうしが仮想的なばねのような手でつながれていると考えるとよいだろう。加熱すると，熱エネルギーによって分子の振動が激しくなり，温度が上昇していく。

　液体は固体と違って形を自由に変えることができる。これは，ほとんどの分子が仮想的な手を断ち切って，グループとして動けるためである（図6-2b）。

　一方，気体は液体よりもさらに自由に動き回ることができる。これは，ほとんどの分子が仮想的な手を断ち切って，バラバラになっているためである（図6-2c）。部屋の隅で香水を一吹きすると，その香りが瞬時にまわりへ伝わるのもこのためである。

　つまり，固体→液体→気体と状態を変化させるためには，分子どうしをつないでいる仮想的な手を断ち切らなければいけない。そのためには熱というエネルギーが必要になる。そして，固体から液体へ，液体から気体へ変化させるために必要な熱を，それぞれ**融解熱・蒸発熱**（気化熱）といい，両者を**潜熱**（熱の出入りがあるのに，温度変化がなく，潜っているイメージのため）という。

　一方，冷却していくと，この逆の過程，つまり，気体→液体→固体へと変化していく。この過程を**凝縮**（液化），**凝固**といい，その際，それぞれ蒸発熱・融解熱に等しい熱を放出することになる。

　以上をまとめて図6-3 に示す。このような3つの状態間の変化を**三態変化**という。表6-2, 3 は代表的な物質の融解熱，蒸発熱の値である。水におけるこれらの値が大きいことがわかる。特に融解熱と蒸発熱が大きいことは，水の特異性である。

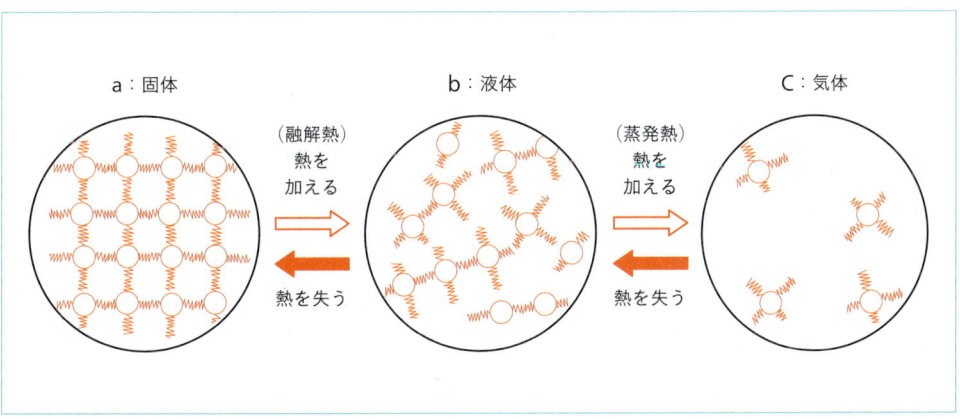

a：固体　　　　　　　　　　b：液体　　　　　　　　　　c：気体

（融解熱）
熱を
加える

（蒸発熱）
熱を
加える

熱を失う　　　　　　　　　　熱を失う

図6-2 固体⇄液体⇄気体の関係

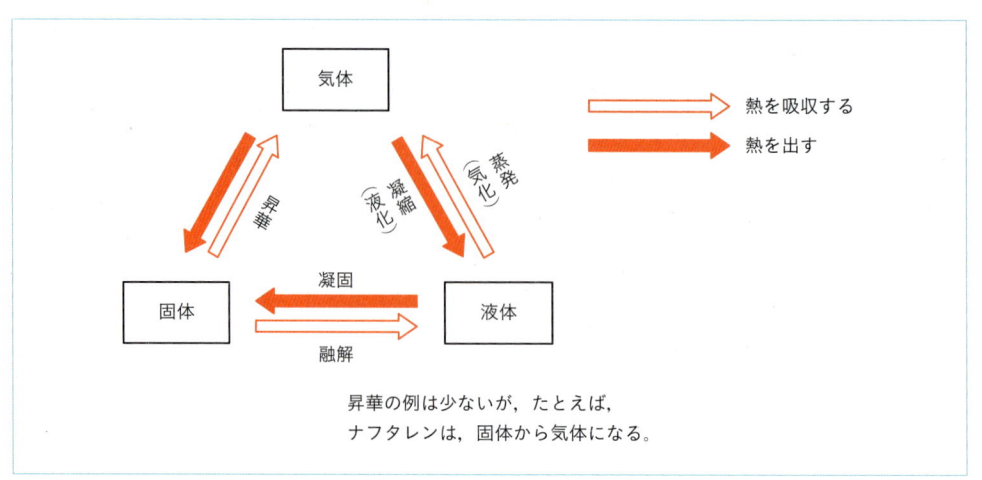

図6-3 物質の三態変化

表6-2 いろいろな物質の融解熱

氷	80
鉄	65
酢酸	47
ドライアイス	43
エチルアルコール	26
水銀	2.8

単位はcal/g

表6-3 いろいろな物質の蒸発熱

水	540（100℃）
エチルアルコール	200（ 78℃）
酢酸	97（118℃）
ジエチルエーテル	78（ 34.6℃）
水銀	69（358℃）

単位はcal/g　　　　　　　　　　　　　　（ ）は沸点

　物を冷やすときに氷を用いるのは，氷（水）の融解熱が大きいためである。冷やしたいものから多くの熱を奪うので，よく冷える。

　エチルアルコールの蒸発熱は，水の半分以下であり，これで皮膚を拭くとひんやりする。これは，エチルアルコールが皮膚に触れた瞬間に蒸発（気化）して皮膚から熱を奪うためである。一方，水は時間をかけて蒸発（気化）するため，水で皮膚を拭いても，あまりひんやりしない。しかし，水はエチルアルコールよりも奪う熱量が多いため，汗をかいたままでいると，風邪をひいたり，湯冷めしたりすることがある。

　日常生活において，三態変化を観察することができるのは水だけである。これもまた水の特異性であるといえるだろう。

力学の基礎 看護における

剛体の力学

浮力と流体

圧力

電気学 看護に必要な

6 熱現象

音に関する現象

光に関する現象

放射線の防護と 応用

D 水の三態変化の熱量計算

図6-4 は，加熱によって，**氷**（固体）→**水**（液体）→**水蒸気**（気体）へと変化していく様子を示したものである。1 気圧のもとで，**氷の融点は0℃，水の沸点は100℃**である。

冷凍庫から出した−20℃の氷 10g について考えてみよう。氷の比熱は 0.5cal/g·℃なので，−20℃の氷 10g は，10〔g〕×0.5〔cal/g·℃〕×20〔℃〕＝100〔cal〕の熱量を加えると，0℃まで温度が上昇することになる。この過程を示しているのが図6-4 の A→B の部分である。

0℃に達した氷をさらに加熱すると融け始めるが，このときに加熱しても温度は一定のままである（図6-4B→C）。これは，氷（固体）から水（液体）になるためには，前節で述べたように熱が必要であり，外部からの熱エネルギーは，氷（固体）から水（液体）への状態変化に使用されてしまい，温度の上昇にまでは使用されないためである。したがって，B→C の部分は氷が融けつつある状態，つまり，固体と液体の共存状態である。氷の**融解熱**は 80cal/g だから，10g の氷なら，この間に外部から 800cal の熱エネルギーが必要である。

すべての氷（固体）が融け終わった状態（図6-4C）では，0℃の水（液体）であり，加熱に

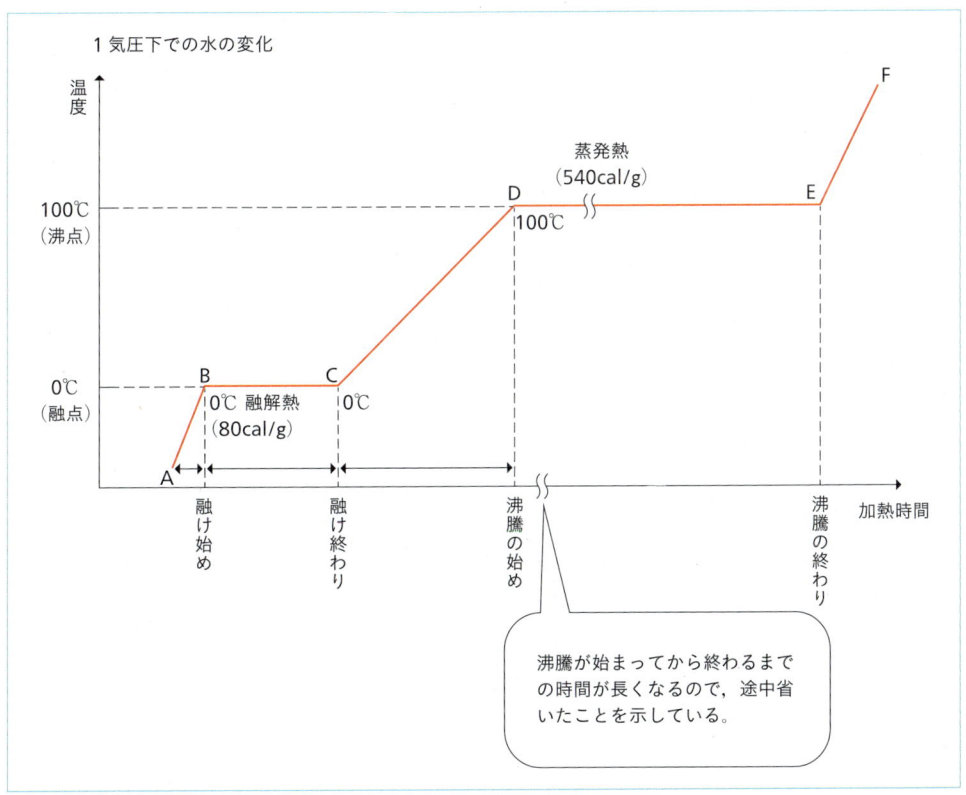

図6-4 水の三態変化

よってここからは 1g に 1cal 与えるごとに，1℃ずつ温度が上昇していくことになる（図6-4C → D）。

100℃まで温度が上昇すると，この間に 10g の水ならば, $10 \,[\mathrm{g}] \times 1\,[\mathrm{cal/g \cdot \text{℃}}] \times 100\,[\text{℃}]$ $= 1000\,[\mathrm{cal}]$ が必要であることがわかる。そして温度が沸点に到達した（図6-4D）ときに気体になり始める，つまり，図6-4D → E の状態は液体が気体になる（**蒸発**）過程で**蒸発熱**（540cal/g）を必要とし，温度の上昇にまで熱エネルギーは使用されず，温度は一定のままである。10g の水（液体）が蒸発するには 5400cal 必要なので，－20℃の氷 10g が蒸発して 100℃の水蒸気になるまでには，合計して次の量の熱エネルギーを必要とする。

$$100\,[\mathrm{cal}] + 800\,[\mathrm{cal}] + 1000\,[\mathrm{cal}] + 5400\,[\mathrm{cal}] = 7300\,[\mathrm{cal}]$$

$$(\mathrm{A} \to \mathrm{B}) \qquad (\mathrm{B} \to \mathrm{C}) \qquad (\mathrm{C} \to \mathrm{D}) \qquad (\mathrm{D} \to \mathrm{E}) \qquad (\mathrm{A} \to \mathrm{E})$$

すべてが気体になった後（図6-4E），加熱により温度が上昇していく（図6-4E → F）。

E 水の特異性

水は多くの特異性をもっている。本章では，熱の出入りにより生じる，以下のような水の特異性を解説した。

- 0～4℃の水は 4℃に近いほど密度が大きくなる（体積は収縮する）
- 比熱が大きい
- 融解熱が大きい
- 蒸発熱が大きい

すでに本章でも述べているが，これらの特異性は看護でも役立てられている。たとえば，冷・温罨法は水の比熱の大きさを，氷による患部の冷却は融解熱の大きさを活用したものである。発汗により体温が調整されるのは蒸発熱のおかげであるが，蒸発熱の大きさゆえに汗をかいたままにしておくと体温が下がり過ぎてしまい，風邪をひいてしまう。

このほかにも水は多くの特異性をもつ。たとえば，水に砂糖や塩を溶かして調理をしたり，水に洗剤を溶かして洗濯をしたりすることができるのは，水の溶媒能（物を溶かす能力）が大きいという特異性のおかげである。この特異性のおかげで，血液は栄養物など多くの物を溶かして体内を循環することができ，人やほかの動物たちは生きることができている。また，注射液に様々な薬品を溶かすことができるのも，水の優れた溶媒能のおかげである。

力学における看護の基礎 1

剛体の力学 2

浮力と流体 3

圧力 4

看護に必要な電気学 5

熱現象 6

音に関する現象 7

光に関する現象 8

放射線の防護と応用 9

II 熱の移動と体温計

A 熱はどのようにして伝わるか

熱は，高温の物体から低温の物体へと移動していく。この移動のしかたには①**伝導**，②**対流**，③**放射**（**輻射**）の3とおりがある。これらについて詳述する前に，大まかなイメージとして，固体における熱の移動は①を，**流体**（液体，気体）では②を，空間においては③と意識しておくと，理解しやすいかもしれない。

1. 伝導

火にかけた鍋は，底が熱せられているにもかかわらず，しだいに持ち手まで熱くなる。底が温められ，その部分の分子は熱によって運動が激しくなる。その運動は隣の分子に伝えられることにより，隣の分子の運動が激しくなって温度も上がる……このような方法で一端の熱が他端にまで伝わることを**伝導**という（電気伝導と混同しないように，**熱伝導**ということもある）。鉄板で肉が焼けるのも，鉄板から肉へ熱が伝導して移動しているためである。おでこに手のひらをあてて，熱を確認するのも伝導である。

しかし，同じように熱しても，鍋の持ち手が金属の場合と木の場合では熱の伝わり方が異なる。さらに，持ち手の大きさなどによっても異なることは，よく経験するだろう。

1秒当たりに熱が移動する割合を熱伝導率という。熱伝導率が大きいほど，熱がよく伝わることになる。金属には自由に動き回ることができる自由電子があり，これが熱を伝える役割をするため，一般に，金属は熱伝導率が大きい。いろいろな物質の熱伝導率の値を表6-4に示す。

表6-4 いろいろな物質の熱伝導率（cal/cm·s·℃）

物質	熱伝導率
銅	0.92
アルミニウム	0.49
氷	5.2×10^{-3}
ガラス	2.3×10^{-3}
パラフィン	5.7×10^{-4}
動物の筋，脂肪	5×10^{-4}
木，石綿	2×10^{-4}
空気	3.7×10^{-5}
綿毛	4.6×10^{-5}

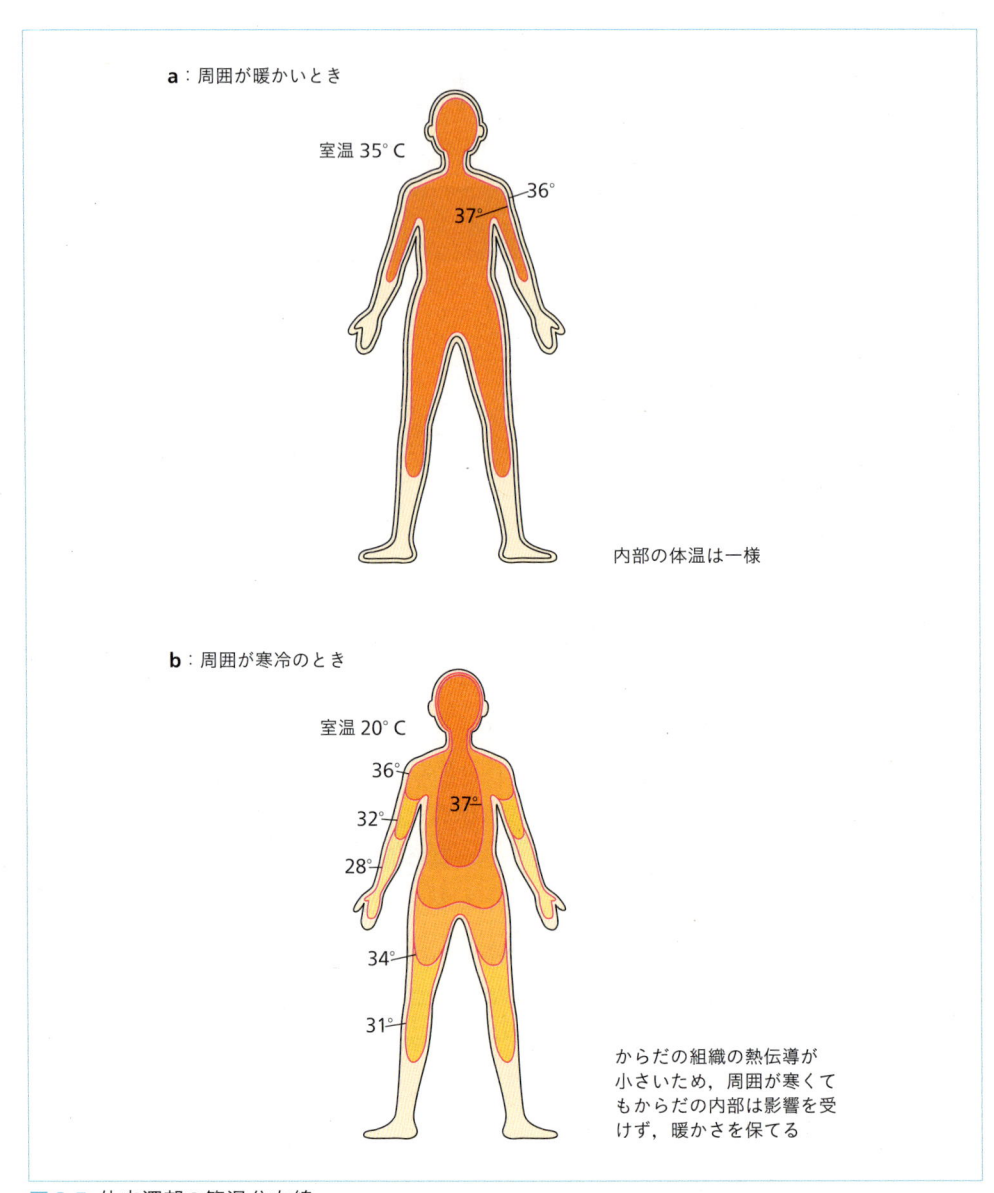

a：周囲が暖かいとき

室温 35°C

37° 36°

内部の体温は一様

b：周囲が寒冷のとき

室温 20°C

36°

32°

28°

37°

34°

31°

からだの組織の熱伝導が小さいため，周囲が寒くてもからだの内部は影響を受けず，暖かさを保てる

図6-5 体内深部の等温分布線

　からだの筋や脂肪の熱伝導率は小さい。つまり，周囲の温度により皮膚温が下がっても，体内の熱は簡単に移動できず，身体内部は温かく保たれる。周囲が暖かければ，外気温の影響はさらに小さくなる（図6-5）。

2. 対流

　湯を沸かしているとき，上部は熱いのに底はぬるいということがある。これは底の水が熱せられて膨張し，軽くなって上昇するのと同時に，上部の冷たい水が下降して温められることで再び上昇，同時に冷たい水が下降する……ということが繰り返し行われているた

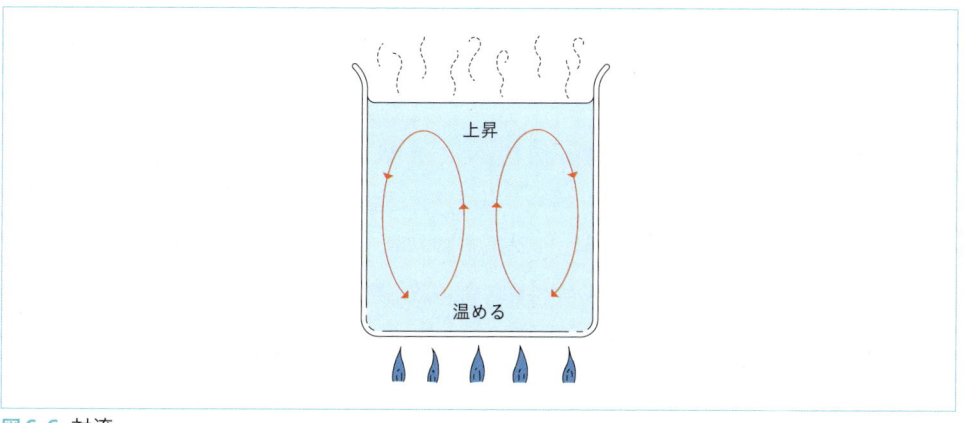

図6-6 対流

めである。このとき，熱の移動が起こっているが，伝導の場合（物質自体は静止していて熱エネルギーが内部を伝わっていった）と違い，水自体の運動によって熱が移動している。このような熱の移動を**対流**という（図6-6）。

　この現象は空気の場合でも同様に生じる。ストーブの熱で暖められた部屋の空気は，うまく循環させないと天井付近にたまってしまう。そのため，うまく空気を循環させられない場合，部屋全体が一様に暖まりにくくなる。

3. 放射（輻射）

　ストーブや熱したアイロンに手をかざすと温かい。これは，高温の物体から目に見えない熱線のようなものが放射されていると考えるとわかりやすい。このような熱の伝わり方を**放射**（または**輻射**）という。

　先に述べた伝導や対流による熱の移動には，固体・液体・気体の違いはあっても，物体自体の存在が必要であったが，放射による熱の移動は，真空中でも起こる。放射の代表的な例は，太陽の熱が地球に伝わることである。曇りの日が寒いのは，雲で熱線がさえぎられるためである。

　高熱の患者のそばにいると，熱っぽく感じるのは，その患者が多くの熱を放射しているためである。周囲が冷たいほど，からだから多くの熱が奪われたり，料理が冷めやすかったりするのは，温度差が大きいことにより，多くの熱が移動するためである。熱く沸かし過ぎた風呂は，熱が周囲へ多く逃げるため，経済的ではないことがわかる。

1 看護における力学の基礎

2 剛体の力学

3 浮力と流体

4 圧力

5 看護に必要な電気学

6 熱現象

7 音に関する現象

8 光に関する現象

9 放射線の防護と応用

　電子体温計は，腋窩から伝導で熱が伝わってくるというしくみになっている。短時間で熱を測定できる理由は，熱の伝わり始めから最終到達温度を予測しているためである。このとき，温度に敏感な半導体を利用して体温を読み取っている。

　耳式体温計は，鼓膜周辺から出る赤外線による放射熱を温度変化に換算していて，ここでも半導体が役立っている。

1 100℃の水 1L に 15℃の水 2.4L を加えると，40℃の水が 3.4L できた。次の各問に答えなさい。ただし，すべての熱は水の温度変化のみに使われたとする。

  （1）　このときに必要な熱量は何 cal か求めなさい。

  （2）　100℃の水を使わずに，初めから 15℃の水 3.4L を直接 40℃に温めるとき，必要な熱量は何 cal か求めなさい。

2 −20℃の氷 600g と 15℃の水 400mL を入れた氷枕を用意した。この氷枕が人から 4 万 8000cal の熱量を奪い，氷枕の中が 0℃の水になったとする。次の各問に答えなさい。ただし，すべての熱は水と人の温度変化のみに使われたとする。

  （1）　人の質量を 60kg とすると，人の体温は何℃低下することになるか求めなさい。ただし，人の比熱は水と同じ値とする。

  （2）　質量 10kg の赤ちゃんで同じ状態を想定すると，体温が下がりすぎて非常に危険である。赤ちゃんの体温は何℃低下するか求めなさい。

  （3）　氷枕の中の水が 0℃になるまでに 2 時間かかったとすると，この氷枕の中の水が人から熱量を奪って 15℃になるには，あと何分かかるか求めなさい。

▶ 答えは巻末

看護における力学の基礎

剛体の力学

浮力と流体

圧力

看護に必要な電気学

6 熱現象

音に関する現象

光に関する現象

放射線の防護と応用

第 7 章

音に関する現象
―音と医療の
意外な関係―

この章では

- 音波の基本的な知識を学ぶ。
- 音の強さと大きさの違いを理解する。
- 超音波の特質を学ぶ。
- 医療で超音波を用いる際の工夫を学ぶ。

看護の場で音が論じられるのは，環境の問題（たとえば，病室や病院の内外での騒音の問題など）がかかわっている場合が多く，音の本来の姿である音波に立ち入ることは，少ないのではないだろうか。

ここでは，騒音にかかわる音の大きさや強さの違い，それらに用いられる単位について学ぶのはもちろん，音が波であることと，それによって発生するドップラー効果についても学ぶ。さらに，近年の診断にはなくてはならない超音波の基本も学ぶ。

I 音波の基本的知識

図7-1 は，太鼓を叩いたとき，太鼓の革の振動により，空気中に変化が生じた様子を表している。革が外側へ振れると，外側の空気が圧縮され（密になる），圧縮された部分が右へ進む。革が内側へ振動すると，外側の空気に圧力の減少した部分が現れ（その部分の空気は希薄になって疎の状態である），この粗密が右方向へ伝わる。

つまり，図7-1a は空気に密と疎の部分が生じてそれが伝わっていく様子を表し，図7-1b は，空気に生じた圧力の変化が伝わっていく様子を表したものである。同時に，それらは右方向へ速さ v で伝わっていることも示している。このように，振動が波として伝わるのが，**音波**である（音波を**疎密波**ともいう）。

波動は，図7-2a のような形である。この形を**波形**という（実際には，このような簡単なものではないが，ここでは簡略化したもので考える）。

波形には，図7-2a のように，山（高い所）と谷（低い所）があり，山と山，あるいは谷と谷，あるいは山と谷の中間点どうしの距離（同じ形を繰り返すまでの距離）を**波長**といい，波の振れ幅を**振幅**という。波のある1つの点Aに着目して，その点が1秒間に移動する距離で表したもの（図7-2b）を**波の速さ**（v）という。波長を λ（ラムダ）とすると，図7-2b の例では，次の関係が成り立つ。

$v = 5 \times \lambda$ （λは，波長の長さを意味する文字としてしばしば用いられる）

1秒間に f 回振動すると，波長 λ の波が f 個つくられることになる。図7-2b では，$f = 5$ に相当する。すなわち，1秒間に $f\lambda$ の長さの波が発生している。これは波の伝わる速さと一致するはずだから，波の速さ v，波長 λ，振動数 f の間には，次のような関係が成り立つ。

$v = f\lambda$ ……①

振動数＊（f）は，音波（正確には波源の波を伝える物質）が1秒間に振動する回数のことで，**Hz**（**ヘルツ**）という単位を用いると，1〔回/s〕$= 1$〔Hz〕の関係が成り立つ。

また，1秒間に f 回振動するということは，すなわち1回振動する（振動が1往復する）

＊ **振動数**：振動数のことを，周波数ともいうが，ここでは振動数を用いる。

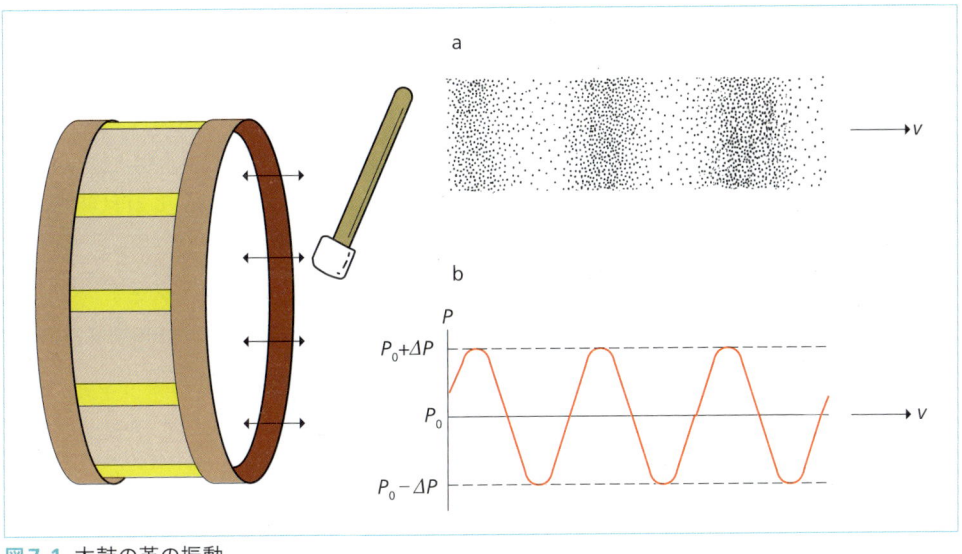

図7-1 太鼓の革の振動

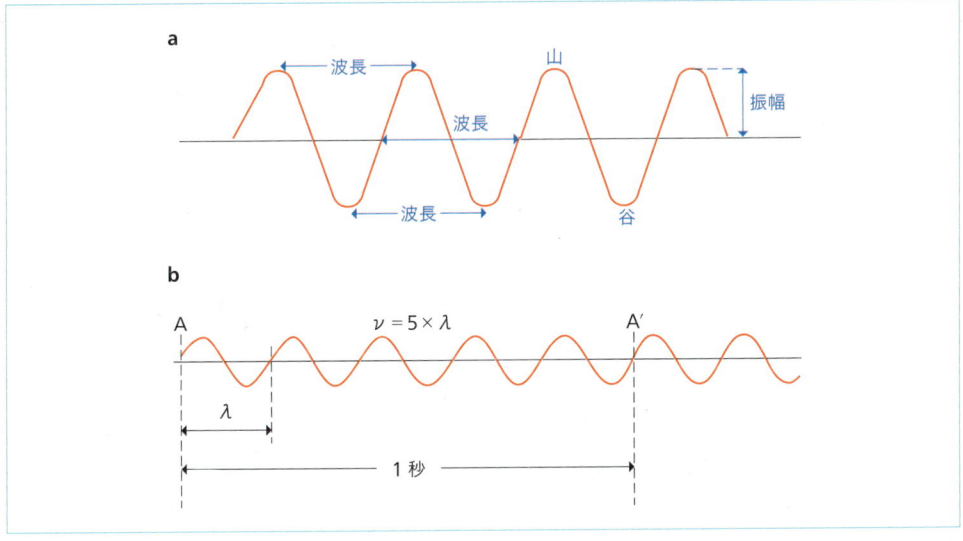

図7-2 波形

看護における力学の基礎

剛体の力学

浮力と流体

圧力

看護に必要な電気学

熱現象

7 音に関する現象

光に関する現象

放射線の防護と応用

のに要する時間が$\dfrac{1}{f}$秒ということである。この時間を**周期**（Tで表す）とよぶ。周期と振動数には次の関係が成り立つ。

$$T = \dfrac{1}{f} \ \text{〔s〕}$$

図7-2b の例では，次のようになる。

$$v = 5\lambda$$

$$T = \dfrac{1}{5} \ \text{〔s〕} = 0.2 \ \text{〔s〕}$$

音の高さ・強さ・音色を**音の三要素**という。**音の高さ**は，音波の振動数によるのであって，振動数の大きい（小さい）音ほど，高く（低く）聞こえる。

　人間の耳に感じる音は，だいたい 20〜2 万 Hz の範囲といわれているが，振動数 2 万 Hz の音が聞こえる人は，ほとんどいないだろう。よく聞こえる人でもせいぜい 1 万 6000Hz ほどである。1％の人々は，20〜1 万 3000Hz まで聴き取れるが，これは非常に耳のよい人に限られる。半数の人は，50〜1 万 Hz ほどしか聴き取れない。しかし，1％の耳のよい人でも，振動数が小さくなると，強い音でない限り聴き取れなくなる。

　図 7-3 のピアノの音の振動数からわかるように，音楽で使われる音の振動数は約 30〜4000Hz である。人間の声の振動数の主な範囲は，80〜1000Hz であることも 図 7-3 からわかる。また，振動数が 2 倍になると，1 オクターブ高く聞こえることや，音楽で基準とされている「ラ＝A」の音は一般的には 440Hz とされている。

　音の強さについては，エネルギーの流れが大きいほど，強い音に聞こえる（これについては，次節で詳しく述べる）。

　音の高さと強さが同じであっても，ピアノとバイオリンの音では違った印象を受ける。この音の印象を**音色**という。音色の違いは，波形の違いによるものである（図 7-4）。

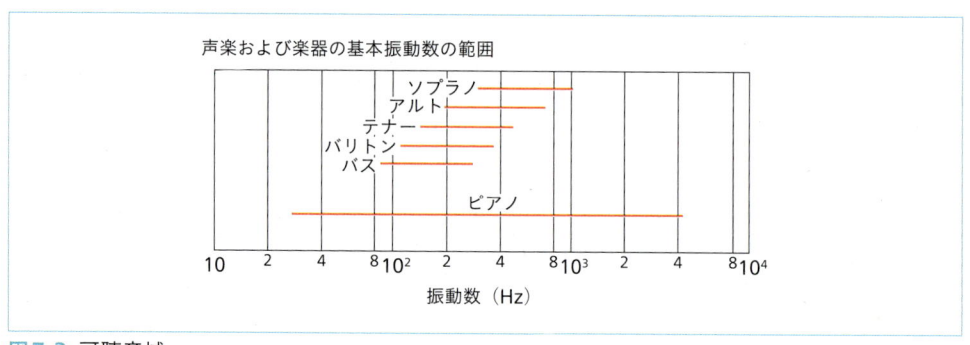

図 7-3　可聴音域

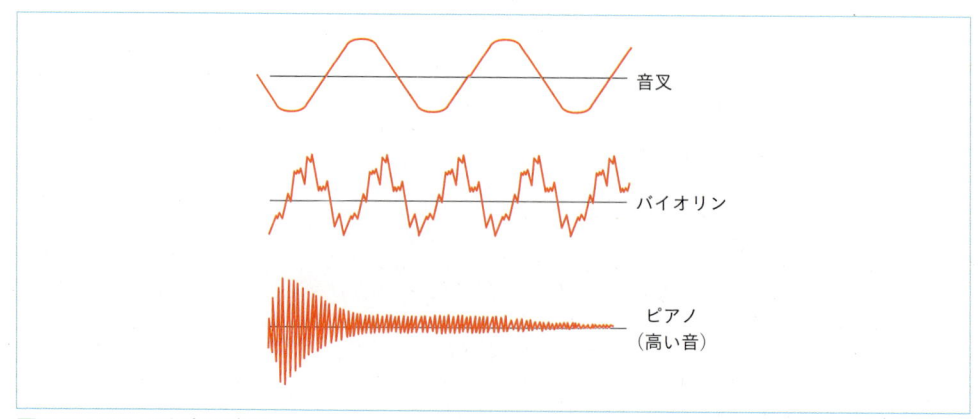

図 7-4　いろいろな音の波形

Ⅱ 音の強さと大きさ

A 音の強さと大きさの違い

音の強さと大きさは，どのように定義されるのだろうか。また，強さが2倍の音は，大きさも2倍に聞こえるのだろうか。

まず，音の強さは，次のように決められている。「ある方向への音の強さとは，その方向に垂直な単位面積を毎秒通過するエネルギーで，W/m^2 の単位で表す。」そして，音の強さの度合いを表す単位として，**dB**（**デシベル**）が用いられる。

ある音の強さを I_1，最小可聴限界音の強さを I_0（$=10^{-12}W/m^2$）とすると，音の強さの度合い α dB は次のように表される。

$$\alpha = 10 \log_{10} \frac{I_1}{I_0} \cdots\cdots ②$$

たとえば，30dB の音の強さは，基準音（I_0）の何倍の強さだろうか（何倍のエネルギーをもっているだろうか）。求める音の強さ（エネルギー）を I_1 とすると，次のようになる。

$$30 = 10 \log_{10} \frac{I_1}{I_0}$$

$$\therefore \frac{I_1}{I_0} = 10^3$$

$$\therefore I_1 = 1000 I_0$$

よって，I_1 は I_0 の 1000 倍の強さであることがわかる。

また，ある音の強さが最小可聴限界の音の強さと同じである場合，次のようになる。

$$\alpha = 10 \log_{10} \frac{I_1}{I_0} = 10 \log_{10} 1 = 0 \ [dB] \ である。$$

つまり，0dB の音とは，最小可聴音と同じ強さの音のことである。これに対して，音の大きさはどうだろうか。

音の大小は感覚的なものであり，音の高低によっても影響を受けることがある。そのため，振動数が 1000Hz（1kHz）の場合の α dB の音と同じ大きさに感じる音を，α phon（フォン）という。phon は，音の大きさの度合いを表す単位である。

しかし，極端な低音や高音でない限り（つまり，振動数が極端に小さかったり，大きかったりしない限り），dB と phon の値はほぼ一致している。

1 看護における力学の基礎

2 剛体の力学

3 浮力と流体

4 圧力

5 看護に必要な電気学

6 熱現象

7 音に関する現象

8 光に関する現象

9 応用 放射線の防護と

III ドップラー効果

A ドップラー効果とは

　救急車が近づいてくると，救急車のサイレンが急に高く聞こえ，通り過ぎたとたんに低く聞こえる。あるいは近づいてくる電車の警笛が，ひときわ高い音に聞こえびっくりする……という経験をしたことはないだろうか。

　音源（救急車や電車）と観測者が近づいたり，遠ざかったりすることによって生じる音の高さの変化を**ドップラー効果**という。では，なぜそのような変化が生じるのだろうか。また，その現象を医療に用いるなら，どのような場面で可能なのだろうか。

　まず，ドップラー効果を理解するために，音速 v，音の振動数 f_0，波長 λ の関係を理解しておく必要がある。これらの関係は次のように表される。

　　$v = f_0 \lambda$ ……③

　③式で f_0 が大きいと，高い音に聞こえる。では，音の高さがどのように変わるか考えてみよう。以降，ドップラー効果では音速を V として考えることにする。

1. 静止している観測者に音源が近づいている場合

　図 7-5a は，音源が振動数 f_0，波長 λ の音を出しながら，静止している観測者に，速さ u で近づいている様子を示している。

　音源が初めに地点 S で音を発したら，音速は V（$V>u$ とする）なので，1 秒後には，音は V だけ離れた地点 A，A′ に達している。しかし，その間に音源は地点 S′ に達しているため，距離 S′A（$=V-u$）の中に f_0 個の波が押し込められていることになる。音を発したとき，波長 $\lambda = \dfrac{V}{f_0}$ だったのに，押し込められた音の波長 λ_1 は，$\lambda_1 = \dfrac{V-u}{f_0}$ と小さくなる。音速は常に V だから，波長 λ_1 の音の振動数 f_1 は，次のようになる。

$$f_1 = \frac{V}{\lambda_1} = f_0 \frac{V}{V-u} \quad \cdots\cdots ④$$

　よって，$f_1 > f_0$ だから，静止している観測者に音源が近づいている場合，高い音に聞こえる。

2. 静止している観測者から音源が遠ざかる場合

　具体的には図 7-5a において，観測者が地点 O′ にいる場合に相当する。同様に考えると，f_0 個の波が距離 S′A′（$=V+u$）の中にあるのだから，波長 λ'_1 は $\lambda'_1 = \dfrac{V+u}{f_0}$ と長くなり，

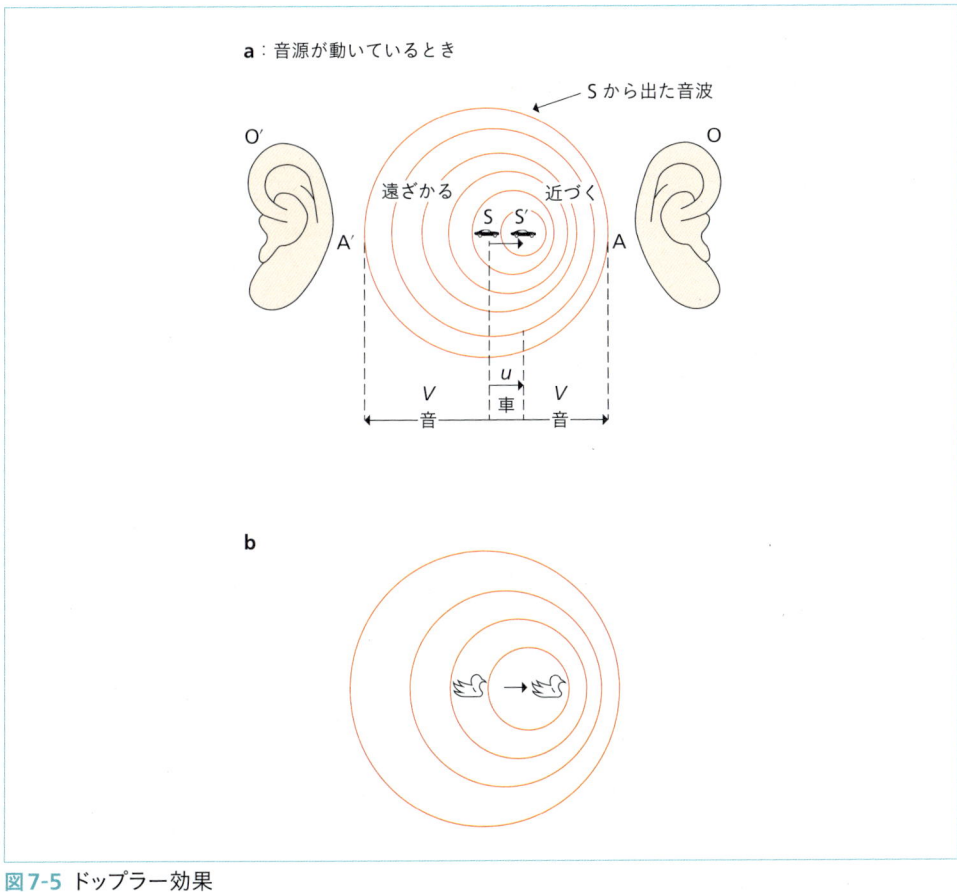

a：音源が動いているとき

S から出た音波

O′　　　　　　　　　　　　O

遠ざかる　　　近づく

S　S′

A′　　　　　　　　　A

V　　　u　　V
音　　　車　　　音

b

図7-5 ドップラー効果

振動数 f'_1 は次のようになる。

$$f'_1 = f_0 \frac{V}{V+u} \quad \cdots\cdots ⑤$$

よって，$f'_1 < f_0$ だから，静止している観測者から音源が遠ざかる場合，低い音に聞こえる。

救急車が近づいてくると，高く聞こえるのが本項 -1 の例とするなら，本項 -2 の例は救急車が遠ざかっていくと，サイレンが低く聞こえることに相当する。

ここで，水面を水鳥が波を生じさせながら進むとき，進行方向の波長は短くなり，後方では長くなっていること（図7-5b）を思い浮かべると，図7-5a がわかりやすくなるだろう。

1 看護における力学の基礎
2 剛体の力学
3 浮力と流体
4 圧力
5 看護に必要な電気学
6 熱現象
7 音に関する現象
8 光に関する現象
9 放射線の防護と応用

IV 医療に必要な超音波

A 超音波とは

1. 診断に用いる超音波

　人間の耳に感じる音の振動数は 20〜2 万 Hz であるとすでに述べた。ピアノやピッコロの一番高い音の振動数でも約 4000Hz で，2 万 Hz（20kHz）は，まず聞こえないだろう。**超音波**とは，私たちの耳に感じない振動数の大きい音波のことをいい，16kHz（1 万6000Hz）以上の音波をいう。超音波診断には，1〜15MHz*程度の振動数の超音波が用いられる。

　NHK の時報放送に用いられていた音波は，440Hz と 880Hz（振動数が 2 倍であるということは，1 オクターブ上の音である）なので，診断に用いられる音波の振動数がいかに大きいかがわかる。

2. 音波の特質と利用価値

　音波は，振動数が非常に大きくなると，広がらないで一定の方向に伝わる性質（指向性）をもつ（可聴音は四方へ伝わる）。また，空気中の**伝播性**はよくないが，水のような（波を伝える）媒質中では**透過性**にすぐれ，異なった媒質との境界面で反射するという性質をもつ。これらの性質が超音波診断や魚群探知機・超音波探傷機などに役立っている。

　表 7-1 は，様々な媒質中における音波の速さを示したものである。乾燥した 0℃の空気中では，331.5m/s（15℃で約 340m/s）であるが，25℃の水中では 1493m/s である。例外もあるが，一般的には，音波の速さは，気体よりも液体のほうが，液体よりも固体のほうが速いのである。

　人体の約 $\frac{2}{3}$ が水であるとされているので，人体中における音波の速さは，表 7-1 からわかるように約 1500m/s と考えてよい。もし，1〜10MHz の超音波を用いると，体内における波長 λ は，次のように求められる。

$$\lambda = \frac{1500 \times 10^3 \,[\mathrm{mm/s}]}{(1\sim10) \times 10^6 \,[/\mathrm{s}]} = 1.5\sim0.15 \,[\mathrm{mm}]$$

　空気中における波長 λ は，音速を 340m/s とすると，0.34〜0.034mm である。同様の計測をすることにより，前述した時報の 440Hz の音の波長は，約 77cm となって，この 1

＊ **MHz**：1MHz（メガヘルツ）＝ 10^6Hz である。

1	看護における力学の基礎
2	剛体の力学
	浮力と流体
	圧力
3	看護に必要な電気学
4	熱現象
7	音に関する現象
	光に関する現象
	放射線の防護と応用

表7-1 音速の違い

媒質	速さ（m/s）	媒質	速さ（m/s）
空気（乾燥0℃）	331.5	鉄*	約5950
水蒸気（100℃）	404.8	窓ガラス*	5440
ヘリウム（0℃）	970	ゴム*	40〜70
水（25℃）	1493		

（＊固体中では横波も存在するが，縦波の速さを示す）

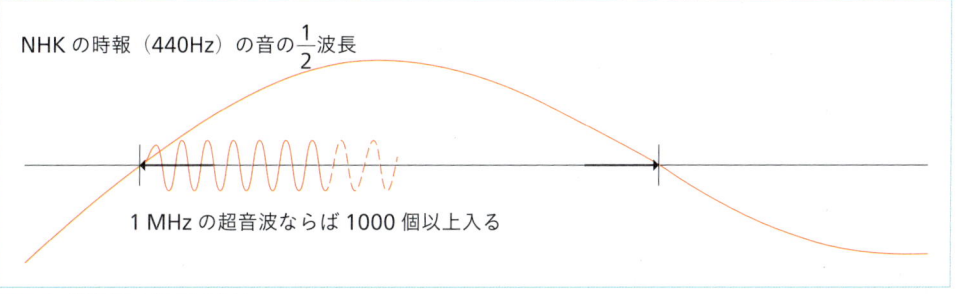

図7-6 超音波の波長の短さ

波長の中に 1MHz の超音波が 2000 個以上入ることを知ったら，振動数よりも波長で考えるほうが，超音波のイメージがもっとはっきりするだろう（図 7-6）。

B わかりやすい超音波診断

　超音波診断に用いられる音波の振動数は，1〜15MHz であることはすでに述べた。音波は振動数が大きくなるほど，指向性がよくなる代わりに，組織中へ伝わっていくにつれて減衰する。そのため，使用される振動数は，被検臓器や臓器までの距離によって異なり，1〜3MHz は産婦人科領域や腹部，心臓に，5〜7MHz は比較的体表に近い部位である甲状腺や乳腺に，7〜15MHz は眼球などに使用されることが多い。超音波が診断に役立つのは，超音波には次の 2 つの性質があるためである。

　①超音波の指向性がよい（直線的に進む）

　②異なった媒質（音速や密度の異なる物質と考えればよい）に出合うと音波の一部が反射（エコー）や散乱・吸収などによって減衰する

　超音波は，目に見えず耳にも聞こえない波なのに視覚的な理解を与えてくれ，診断にはなくてはならないものである。さらに，超音波は患者に苦痛を与えず，X 線のような障害のおそれもない。また，診断するときに頭髪をそる必要もないなどと利点が多い。

　しかし，超音波にも弱点がある。固体や液体から気体へ超音波が入射するとき，あるいはその逆の場合も，超音波のほとんどが反射され透過波はほぼ 0 に等しくなる。また，気体中における超音波は減衰が大きく，振動数が大きくなればなるほど，減衰も大きくなるのである。

これらのことから，診断における超音波の弱点は，空気の存在である。そのため，探触子を側頭部に当てるとき，グリセリンなどを塗って空気が入らないようにしたり，膀胱を液体で充満させたりした状態で検査するなどの工夫が必要である。

> **1** ある音叉 X と振動数 440Hz の音叉を同時に鳴らすと, 5 回 /s のうなりが生じた。また, 音叉 X と振動数 432Hz の音叉を同時に鳴らすと, 3 回 /s のうなりが生じた。X の振動数 f を求めなさい。
>
> 答えは巻末

看護における
力学の基礎

剛体の力学

浮力と流体

圧力

看護に必要な
電気学

熱現象

7
音に関する現象

光に関する現象

放射線の防護と
応用

第 **8** 章

光に関する現象

この章では

- 光の性質・幾何光学の法則を学ぶ。
- 反射と屈折の概念を理解する。
- レンズによる結像の考え方を理解する。
- 人間の眼の構造を学ぶ。
- 光学機械のしくみを理解する。
- 紫外線・赤外線の概要と医療への応用法を知る。

「光」というと，私たちはまず可視光線を想像するが，赤外線・紫外線・X線やγ線も同じ電磁波である。ここでは，紫外線や赤外線の性質はもちろん，看護や医療とのかかわり，眼鏡をはじめとした光学器械の原理を学ぶ。レンズでどのような像ができるかという結像のしかたも理解することによって，それらの原理の理解はよりいっそう深くなるだろう。

Ⅰ　光の性質

A　光学の基礎

1. 電磁波の仲間

　光の進み方は直線で表されることが多いが，光は波の性質ももっている。光といえば，赤，橙，……，紫などに分けられる**可視光線**をすぐに想像するが，実は**紫外線**や**赤外線**はもちろんのこと，**X線**や電子レンジで発生する**マイクロ波**，テレビの**電波**などは，すべて**電磁波**とよばれる波の一種なのである。**図8-1**に，電磁波を波長の長さによって分類して示す。

　電磁波には，非常に波長の短い**γ線**（放射線として利用される）や**X線**，波長の長いテレビの**電波**など様々あり，私たちが光とよんでいる可視光線は，**電磁波**のごく一部にすぎない。

　図8-1から，私たちの身のまわりにある物体が発する電磁波の波長は，可視光線の波長（10^{-7}mくらい）に比べ非常に長いことがわかる。このような場合は，光の波の性質は無視し，光を幾何光学的な線（**光線**）の集まりと考え，直線で表してよい。このように，光を波としてではなく，線として扱う学問を**幾何光学**といい，それによって成り立つ望遠鏡や顕微鏡などを**光学器械**とよぶ。

2. 幾何光学の3つの法則

　幾何光学の基礎となる法則は次の3つのみである。

①**直進の法則**：一様な媒質の中では，光は直進する。

②**反射の法則**：反射光線と入射光線は，境界面に垂直な同一平面内にあって，入射角＝反射角である（**図8-2a**）。

③**屈折の法則**：屈折光線と入射光線は，境界面に垂直な同一平面内にあって，$\dfrac{\sin i}{\sin r}$ の値は，媒質1，2の組み合わせによって決まる値である（**図8-2b**）。

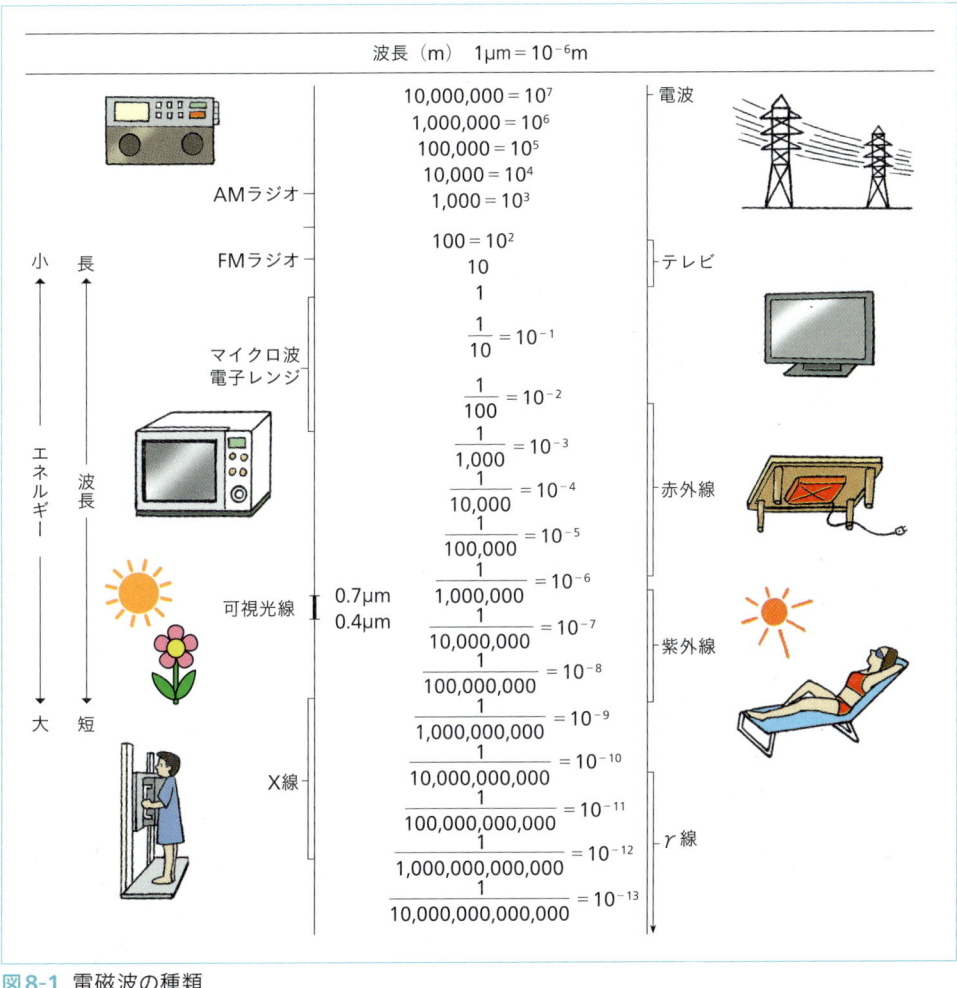

図8-1 電磁波の種類

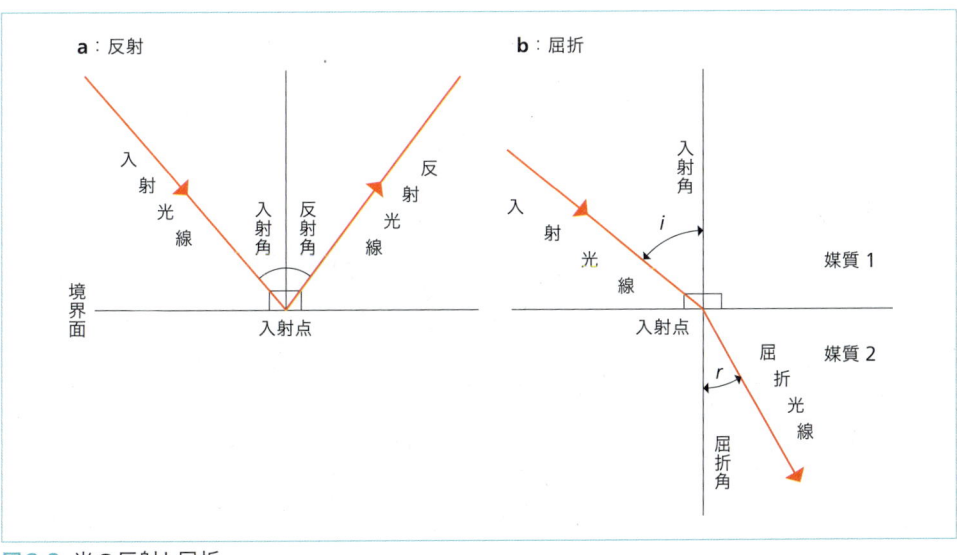

図8-2 光の反射と屈折

1 看護における力学の基礎

2 剛体の力学

3 浮力と流体

4 圧力

5 看護に必要な電気学

6 熱現象

7 音に関する現象

8 光に関する現象

9 放射線の防護と応用

　反射の法則を用いると，**図8-3a** において顔Aから出た光（顔から光は出ないが太陽の光など
が反射されて顔から向かってくる光）は，鏡で反射されるが，反射光線は集まらず広がってい
くばかりである（光が集まらないと物は見えない）。しかし，破線のように延長すると，A′に
光は集まっているように見え，そこにAの像ができることになる。AとA′は鏡に対して
対称の位置（鏡で折り返すとAとA′が重なる）である。これは光が**反射の法則**に従って反射す
るためである。したがって，もし鏡の前方1mの位置に立って，鏡に映った自分の像をカ
メラで撮りたいのであれば，ピントを2mの位置に合わせればよい。

　また，小さい鏡の前に並んだ3人のうち，互いに誰と目が合うかについては図**8-3b** を
見るとわかる。

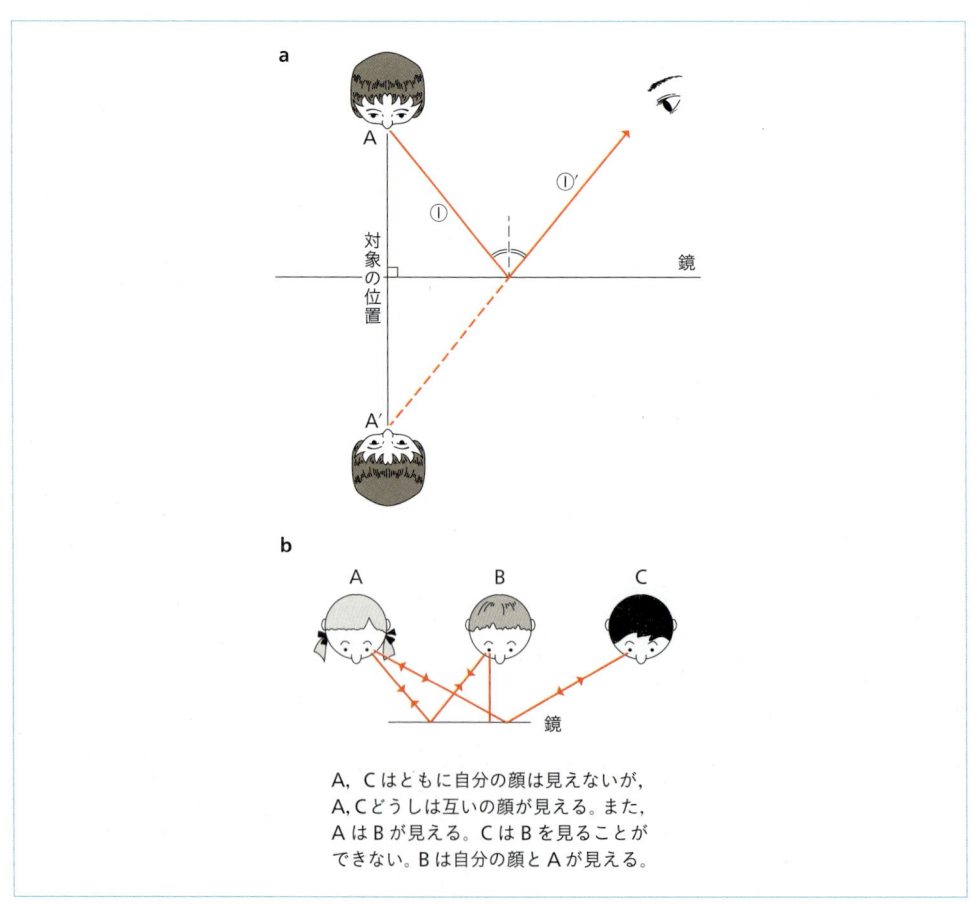

図8-3 反射の法則

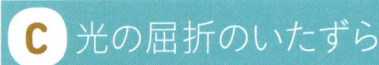

C 光の屈折のいたずら

1. 屈折率

図8-4a で示したように $\dfrac{\sin i}{\sin r}$ の値は，媒質1，2の組み合わせで決まった一定の値（n_{12}）となり，この n_{12} を媒質1に対する媒質2の**屈折率**という。

図8-4a では，媒質1が空気で媒質2が水の場合，$n_{12} = 1.33$ だが，媒質1がアルコールになると，$n_{12} = 0.98$ となり，媒質2が同じ水でも，媒質1が空気とアルコールでは，屈折率の値が異なる。屈折率が1より大きいということは，**屈折光線**が本来の進行方向（破線）よりも垂線に近づくように進み（図8-4a），屈折率が1より小さいということは，逆に境界面に近づくように屈折する（図8-4b）のである。

2. 屈折の法則

鏡の像は光の反射の法則によることをすでに述べたが，私たちは日常生活でどのような場面で**屈折の法則**に出合うのだろうか。たとえば，図8-5a は，川底にある小石（A）から光が空気中へ出てくるとき，境界面に近づくように屈折する様子を示している。このとき，私たちの目には，光は真っ直ぐ A' から出てきたように見える。つまり，石は浮き上がった位置に見え，川底は浅く見えることになる。プールで十分足が立つくらいの深さに見えたのに，案外深かったり，川が歩いて渡れそうだと思ったら，深くておぼれそうになることがあったりするのは，光の屈折のためである。図8-5b を見ると，器の水の中にある箸が曲がって見える理由もわかるだろう。

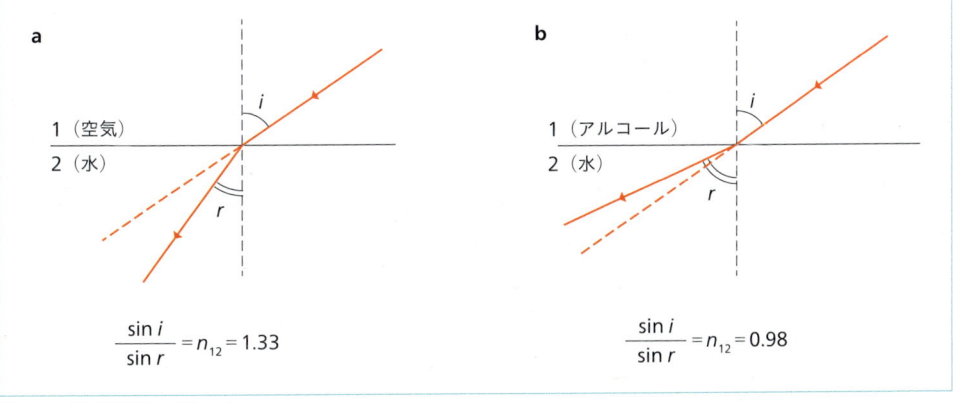

図8-4 屈折光線の進み方

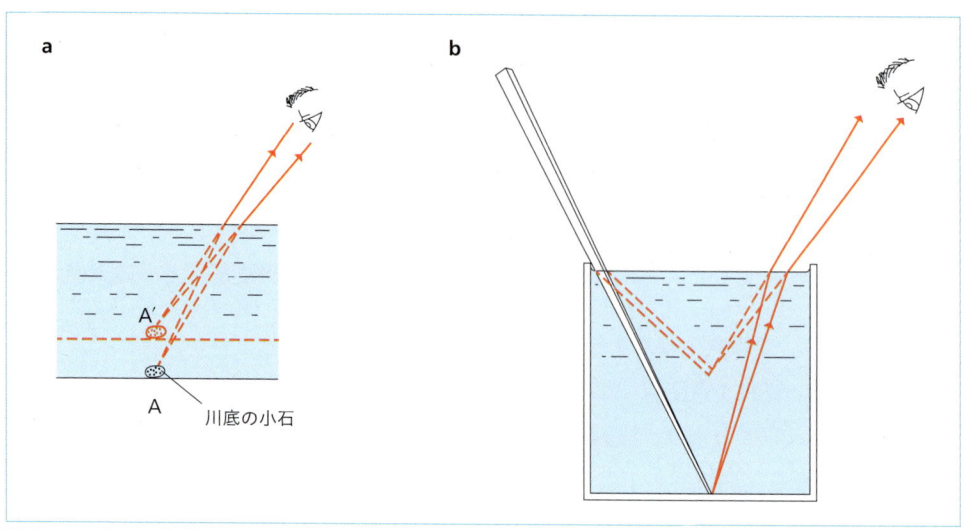

図8-5 水中での物体の見え方

Ⅱ 全反射とファイバースコープ

全反射とは

1. 反射と屈折

　図8-6 は，水中の電球から出た光が進む様子を示している。光は空気中へ出ていくとき，境界面に近づくように屈折することから，①，②，③のようになることは理解できるだろう。しかし，一部の光は，水面で反射し，水中へ戻っていく（図8-6 では破線で示している）。屈折光線は①→②→③としだいに境界面へ近づくため，屈折光線が境界面に沿って進むという場合もあるはずで，それを④で表している（この場合ももちろん，一部の光は水中へ反射している）。そうすると⑤，⑥の光はもはや空気中へ屈折して出ていけず，すべての光が反射して水中へ戻らなければならない。これが**全反射**である。このとき，全反射を起こすためには，屈折光線が境界面に近づくように屈折しなければならない。したがって，空気中に光が出ていくときに全反射となる。つまり，光が出た先の媒質の屈折率のほうが小さいということが，全反射を起こすための必要条件であるため，空気からほかの媒質へ光が進むときには全反射が起きない。

　全反射になるかどうかの境目は，図8-6 の④の光である。④の光のもつ入射角 θ を**臨界角**という。

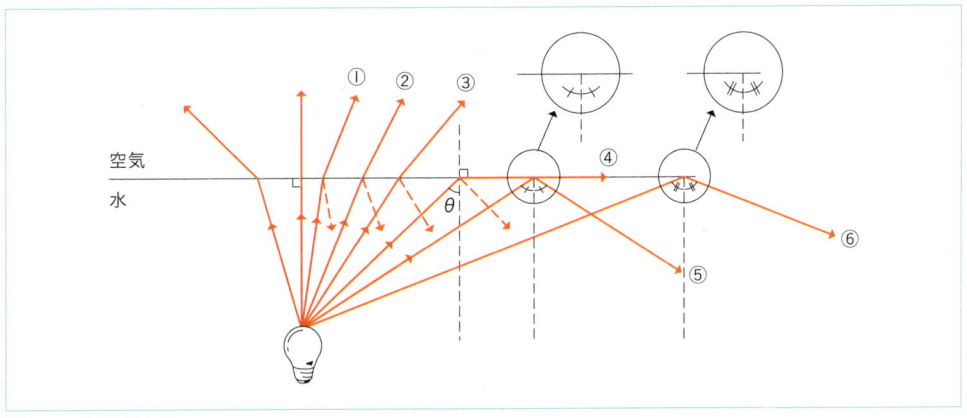

図8-6 全反射とは

B ファイバースコープ

　全反射を利用したのが，ファイバースコープである。医学では，胃・食道・直腸など体腔内を観察するため，あらゆる種類の内視鏡に利用されている。工業用としても，パイプの中の検査などに広く使われている。

　ファイバースコープはガラス製の繊維（**グラスファイバー**）を多数束ねたものでできており，1本の直径は数 μm〜数百 μm（1μm＝$\frac{1}{1000}$ mm）という細さである。図 8-7a においてグラスファイバーの A に入射した光は，繊維の壁で全反射を繰り返しながら他端 B に到達する。内面の全反射を完全にしたいため，グラスファイバーまわりはファイバーより小さい屈折率をもつ物質で覆われている。

　しかし，図のような1本のファイバーだけでは被写体の像はつくれない。それぞれのファイバーは，被写体のそれぞれの部分からの光（画素）を伝えるのであるから，図 8-7b のようにファイバーを束にして用いなければ，被写体の像ができないことになる。この束は，両端を接着剤で固め，両端のファイバーの配列は，すべて同じにしてあるが，そのほかの部分は，接着されていないので，柔軟で曲げやすくなっている（図 8-7c）。

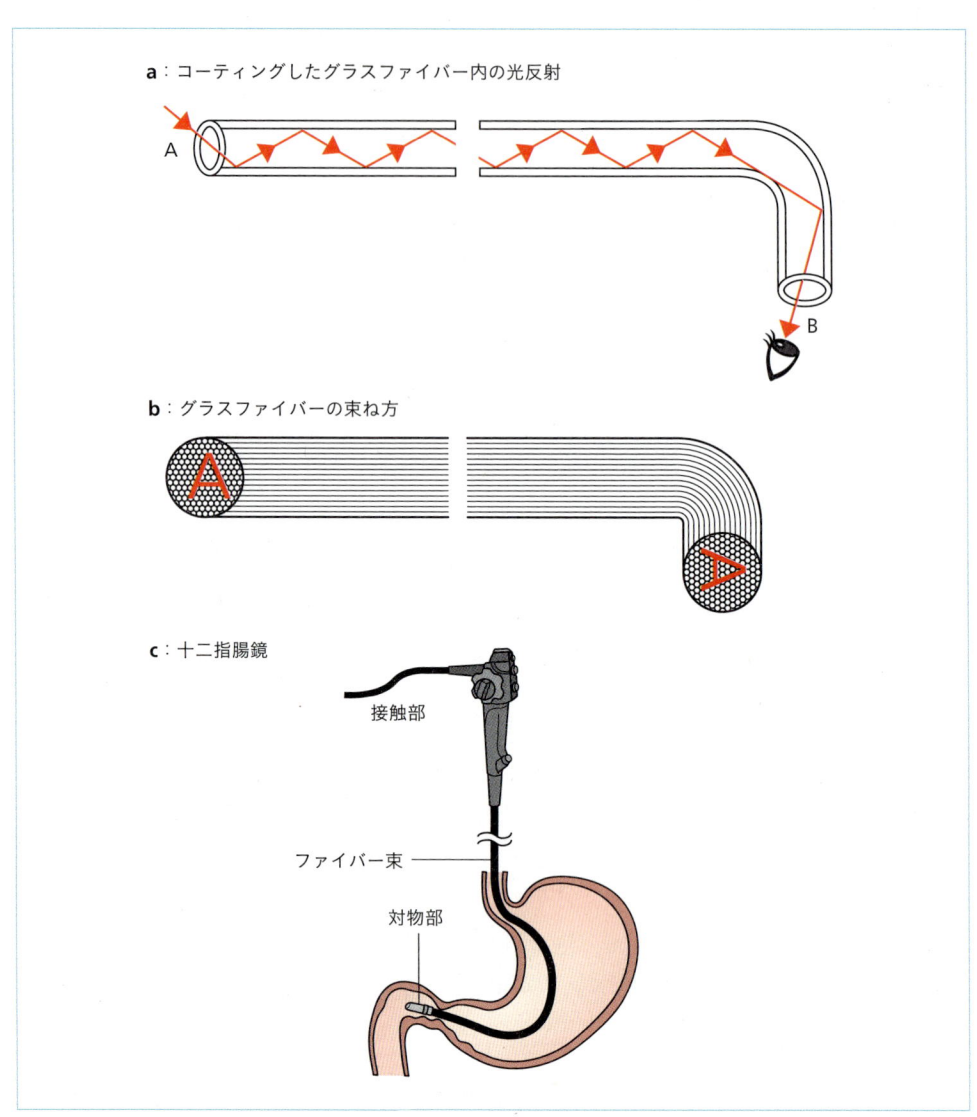

図8-7 グラスファイバーと全反射

Ⅲ　レンズと眼鏡

A　レンズによる結像

1. 凸レンズと凹レンズ

　ここでは，よく用いられるレンズと，レンズによる光の屈折，**屈折光線**による像のでき方（**結像**）について解説する。

　レンズには，周辺より中央の厚くなっている**凸レンズ**と，中央の薄くなっている**凹レンズ**があり，図8-8のような種類と名前がある。ここで凸レンズ，凹レンズとは，それぞれ両凸，両凹レンズを指すものとする。

　図8-9a では，凸レンズの手前Aに光源を置くと，光はレンズを通過後，点Bに集まる。つまり，Aの像をBにつくる（結像する）のであるが，このとき，図のような5本の光線でなくても，2本の光線で結像の様子を示すことができる。したがって，以下では，結像の様子を特別な2本の光線を用いて作図することにする。レンズの中心を**光心**，球面に垂直な軸を**光軸**という（図8-9b）。

　作図に必要な特別な2本の光線は次のとおりである（図8-10）。

①凸レンズの光軸に平行に進む光線は，レンズを通過後，ある一点（F）を通る。この点（F）を**焦点**（focus）という（図8-10a）。

①′凹レンズの光軸に平行に進む光線は，レンズを通過後，手前のある一点（F）から発したように進む。この点（F）を焦点という（図8-10b）。

②凸レンズ，凹レンズともに，光心をとおる光線は，そのまま直進する（図8-10c, c′）。

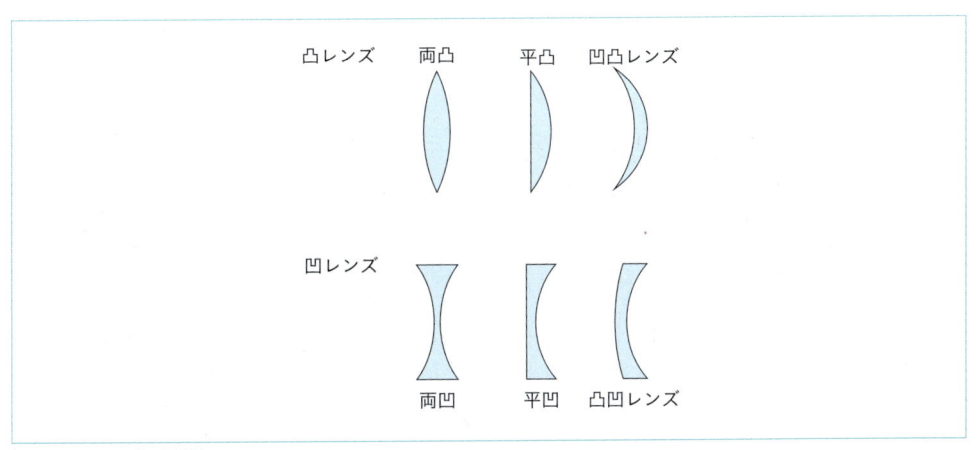

凸レンズ　両凸　平凸　凹凸レンズ

凹レンズ

両凹　平凹　凸凹レンズ

図8-8　レンズの種類

看護における力学の基礎

剛体の力学

浮力と流体

圧力

看護に必要な電気学

熱現象

音に関する現象

8　光に関する現象

放射線の防護と応用

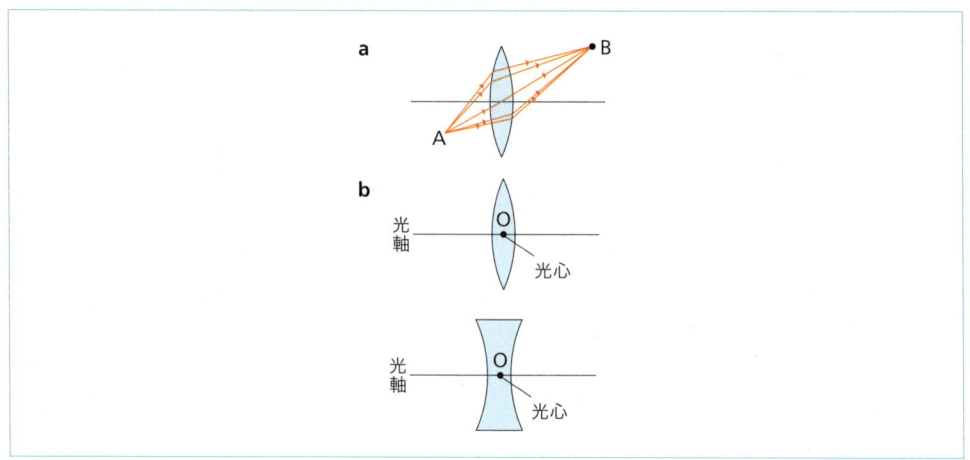

図8-9 レンズと結像

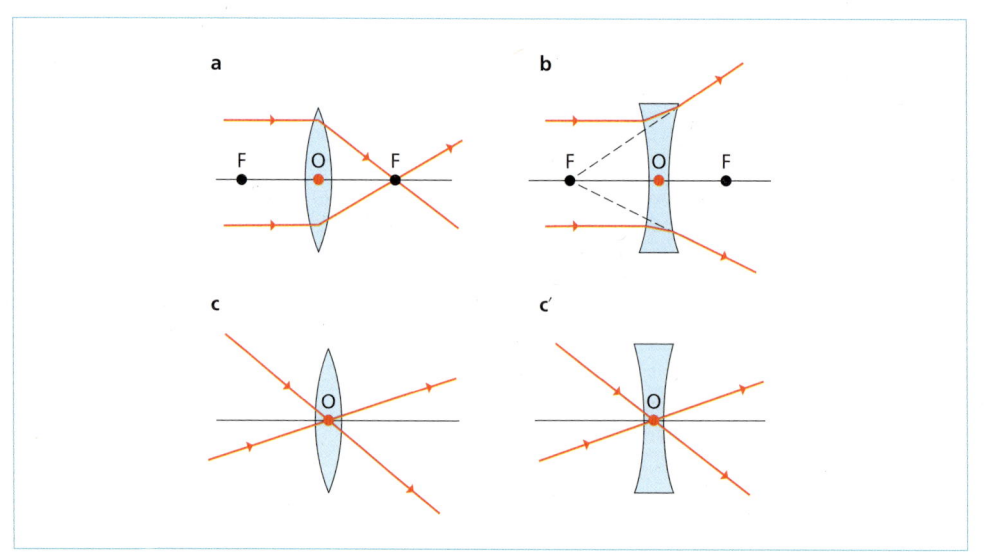

図8-10 特別な光線

　図8-10では光線が左から入っているが，右から入っても同じ現象が起こるので，焦点は左右に存在する。光心から焦点までの距離（OF）を**焦点距離**といい，fで表す。また，図8-10a，bから，光はレンズの厚いほうへ曲がることがわかる。

　私たちの目の水晶体は凸レンズであり，また，後で学ぶ光学器械に出てくるレンズも凸レンズであるから，ここでは凸レンズによる結像の様子を述べる。

　その前に，作図をするうえで，次のような条件が必要である。

　凸レンズに光が当たると，図8-11aのように①，②の2か所で屈折する。その屈折のしかたはレンズの厚さによって異なり，作図が非常に複雑になるので，以降の図では便宜上，レンズの中央で屈折するように表現する（図8-11b）。

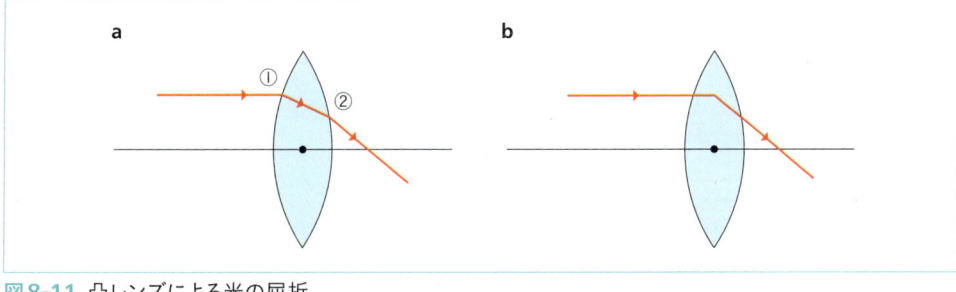

図8-11 凸レンズによる光の屈折

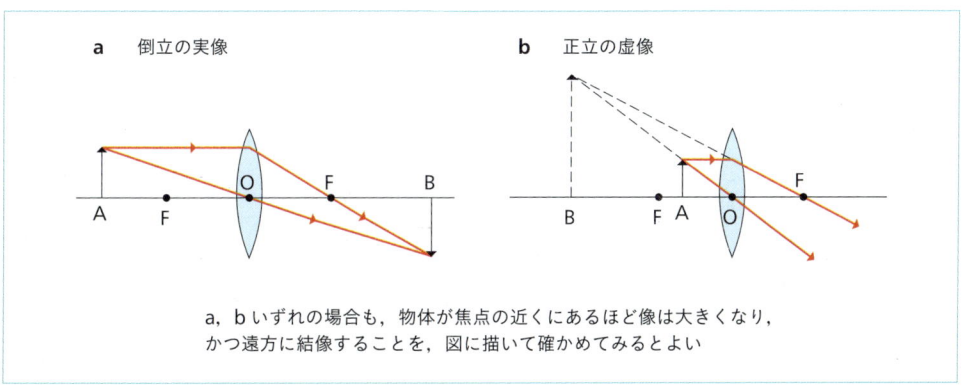

a，bいずれの場合も，物体が焦点の近くにあるほど像は大きくなり，
かつ遠方に結像することを，図に描いて確かめてみるとよい

図8-12 凸レンズによる結像

図8-12 は凸レンズによる結像の様子を示したものである。物体 A をレンズからみて焦点よりも遠い所（焦点の外側という）に置いた場合（図8-12a）と近い所（焦点の内側という）に置いた場合（図8-12b）では，結像の様子は異なる。前者では光が B に集まって像をつくっているから実像である。後者では光が見かけ上 B に集まっているように見えているだけなので虚像である（本章-I-B 「鏡に像ができる理由」で述べた鏡による像も虚像である）。また，前者では上下が逆の倒立像であるのに対し，後者では上下はそのままの正立像となっている。

▍2. 目のメカニズム

人間の目の構造と名称を図8-13a に示す。カメラとよく対比されるが，**虹彩**（こうさい）がレンズに入る光の量を調節し，カメラの絞りの役目をする（図8-13b）。レンズは，**網膜**上に結像させ，**視神経**に連結する。このとき，レンズによる結像は，図8-12a，つまり**倒立の実像**であるが，私たちは**正立像**に置き換えて認識することができる。

看護における力学の基礎

剛体の力学

浮力と流体

圧力

看護に必要な電気学

熱現象

音に関する現象

8 光に関する現象

放射線の防護と応用

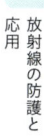

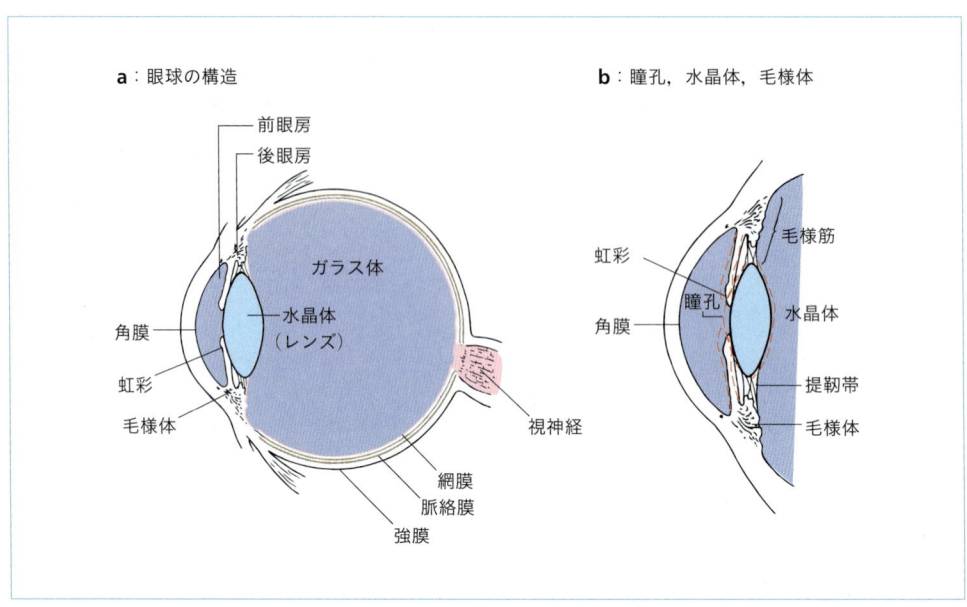

図8-13 ヒトの目の構造

光学器械

A 虫眼鏡（拡大鏡, ルーペ）

　虫眼鏡は，1枚の凸レンズを用いて像を拡大する。図 8-12b で示した**正立の虚像**を私たちは見ていることになる（図 8-14a）。

　虫眼鏡の倍率は，物体に対する像の大きさで示される。目を虫眼鏡の焦点の位置に置き，拡大された虚像を**明視の距離**（眼前 25cm）にできるようにすると，次のような関係が成り立つ（図 8-14b）。

$$倍率 = \frac{像の大きさ}{物体の大きさ} = \frac{A'B'}{AB} = \frac{A'B'}{A''B''} = \frac{25\,〔cm〕}{f\,〔cm〕}$$

その理由は△ OA''B'' と△ OA'B' が相似で，相似比は f〔cm〕：25〔cm〕になるためである。つまり，倍率 $= \dfrac{25}{f}$ になり，焦点距離の短いレンズほど大きい倍率になるが，あまり焦点距離を短くし過ぎると像がゆがむため，一般に虫眼鏡では 2〜5 倍の倍率である。

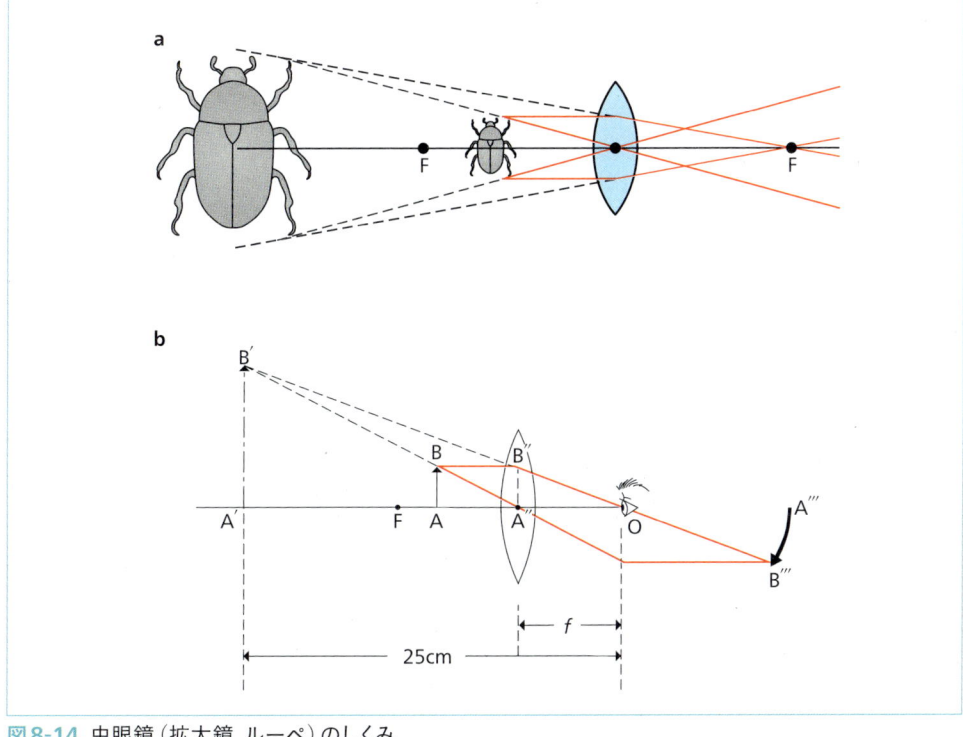

図8-14 虫眼鏡（拡大鏡, ルーペ）のしくみ

B 光学顕微鏡（接眼レンズと対物レンズ）

　虫眼鏡は，1枚の凸レンズで像を拡大するものだったが，顕微鏡は2枚の凸レンズを用いる。観察すべき物体に近いレンズを**対物レンズ**，目に近いほうのレンズを**接眼レンズ**とよび，接眼レンズは前述の虫眼鏡と同じ原理で物体を拡大する。

　凸レンズによる結像の様子は，すでに図8-12で学んだ。物体が焦点の外側にあれば**倒立の実像**ができ，物体が焦点の内側にあれば**正立の虚像**ができる。このことをもう一度，図8-12で確認したうえで図8-15を見てみよう。

　図8-15で拡大される様子を簡単にいうと，対物レンズで拡大された実像をつくり，それを接眼レンズでさらに拡大された虚像につくり上げて，それを私たちは像として観察しているということになる。そのため，実物と比べ，像は上下左右ともに逆になる。図8-15で上下が逆になっていることはすぐに納得できるが，物体の左右の方向にも同様に拡大されるので，左右も逆になる。対物レンズによってつくられた像を，接眼レンズでは，虫眼鏡と同じ原理で拡大するため，物体は対物レンズの焦点の外側にあり，像は接眼レンズの焦点の内側につくられなければいけない。

　実像であれ，虚像であれ，物体が焦点に近いほど，像が大きくなるため，物体ABも，また接眼レンズによって拡大されるA′B′も焦点の位置に近いほど大きい像になる。つま

看護における力学の基礎

剛体の力学

浮力と流体

圧力

看護に必要な電気学

熱現象

音に関する現象

8 光に関する現象

放射線の防護と応用

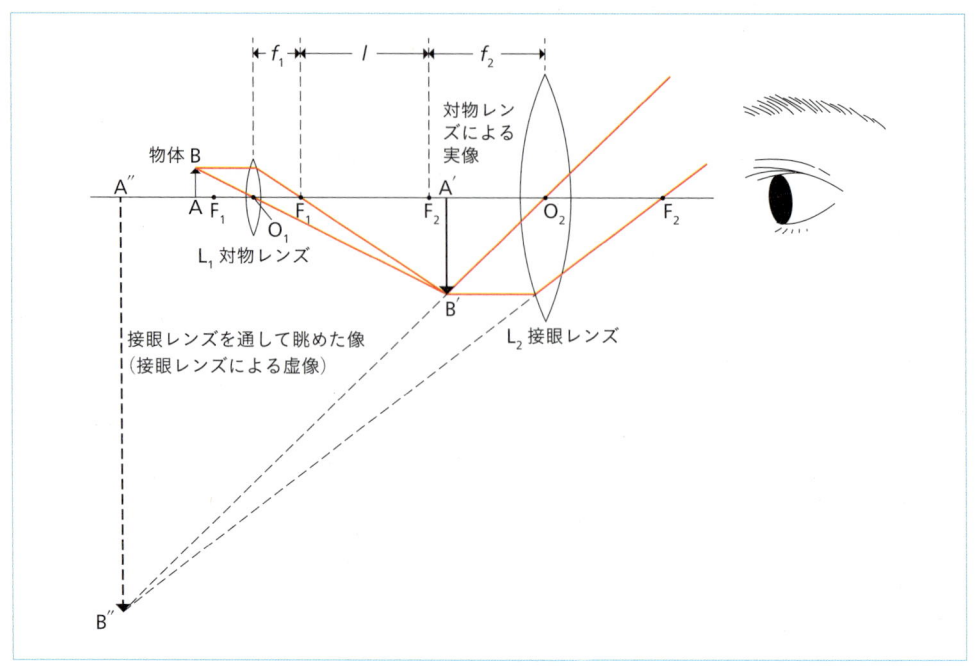

図8-15 光学顕微鏡のレンズのはたらき

り，O_1A，O_2A' の距離はそれぞれ，f_1, f_2 にほぼ等しいと考えてよい。また，ℓ は**光学的筒長**とよばれ，図8-15 からわかるように，対物レンズと接眼レンズの焦点間の距離を意味する。そして，$\triangle O_1AB$ と $\triangle O_1A'B'$ が相似であること（および $f_1 \ll \ell$ であること。f_1 は ℓ より十分小さいという意味）から，対物レンズの倍率は次のように求められる。

$$\text{対物レンズの倍率} = \frac{A'B'}{AB} = \frac{O_1A'}{O_1A} \fallingdotseq \frac{f_1 + \ell}{f_1} \fallingdotseq \frac{\ell}{f_1}$$

接眼レンズは虫眼鏡と同じ原理で物体を拡大するため，すでに学んだように，焦点距離を f_2 とすると，接眼レンズの倍率は $\dfrac{25}{f_2}$ となる。

したがって，顕微鏡全体の倍率は，次のように求められる。

$$\text{顕微鏡全体の倍率} = \text{対物レンズの倍率} \times \text{接眼レンズの倍率} = \frac{\ell}{f_1} \times \frac{25}{f_2}$$

虫眼鏡の場合と同様，焦点距離の短いレンズを用いるほど倍率は大きくなるが，正確な像をつくるうえで限度があり，対物レンズの倍率で約5〜40倍，接眼レンズの倍率で約3〜20倍の程度である。全体倍率は約20〜1000倍の範囲とされている。

Ⅴ 紫外線

Ⓐ 紫外線の殺菌作用

1. 紫外線の種類

　紫外線も可視光線と同様，電磁波の仲間であること，および紫外線は，可視光線の紫色よりも波長が短い光であることを，本章 -Ⅰ「光の性質」および図 8-1 で示した。波長の範囲は明確ではないが，紫色（0.4μm）より短く，X 線（0.001μm）より長いとされている。そして，さらに 0.4〜0.3μm の波長をもつ紫外線を**近紫外線**，0.3〜0.2μm を**遠紫外線**，0.2〜0.001μm を**極端紫外線**とよんでいる。これらの紫外線を示したものが図 8-16 である。太陽は紫外線の強力な線源である。しかし，太陽から放射された 0.3μm 以下の紫外線の大半が，地球の上層の大気中にあるオゾン（O_3）によって吸収されてしまう。地上に到達する紫外線は，ほとんどが 0.3μm 以上の波長をもつ近紫外線である（図 8-16）。

　図 8-1 より，電磁波の波長が短いほど大きいエネルギーをもっていることがわかる。したがって，紫外線は可視光線よりも大きいエネルギーをもっていて，物質に紫外線を当てると，物質の分子の化学結合を破壊し，結果として，日焼け作用や消毒殺菌作用をもたらす。紫外線は，物質の化学結合に変化を与えるほどの大きいエネルギーをもっているため**化学線**ともよばれている。

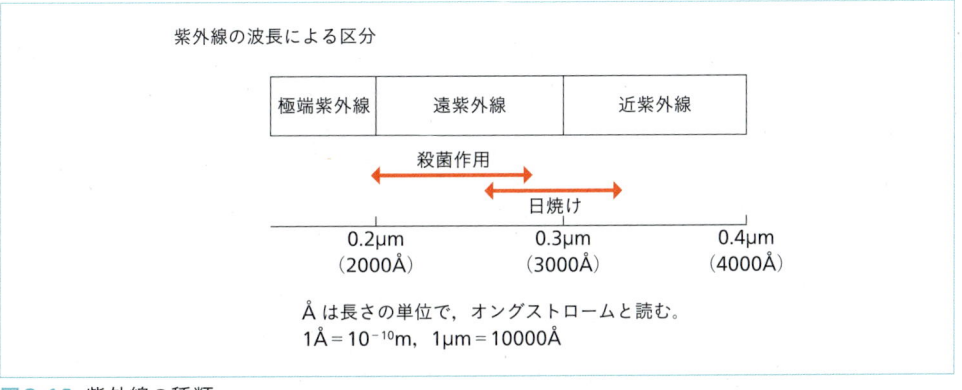

図 8-16　紫外線の種類

VI 赤外線

A 赤外線とは

1. 赤外線の種類

図 8-1 でも示したが，もう一度赤外線の位置を確認しよう（図 8-17a）。波長の区別はあまり明確でないが，0.7〜2.5μm を **近赤外線**，2.5〜25μm を **中間赤外線**，25〜100μm を **遠赤外線** とよんでいる（図 8-17b）。

2. 赤外線は熱線

赤外線は，紫外線と違ってエネルギーが小さいため，分子の化学結合を変えることができない。赤外線は，分子を揺さぶり振動を激しくすることにより，熱を生じさせる働きをもつ。そのため，赤外線を **熱線** とよぶことがある。

3. 日常生活にもある赤外線

私たちは夏の強い日差しを受けると，**日焼け** という現象を通じて紫外線を意識する。では，赤外線を意識するのはどのようなときだろうか。赤外線は，ストーブやこたつに利用されていて，手をかざして暖かく感じるのは，まさに赤外線を受けているからである。た

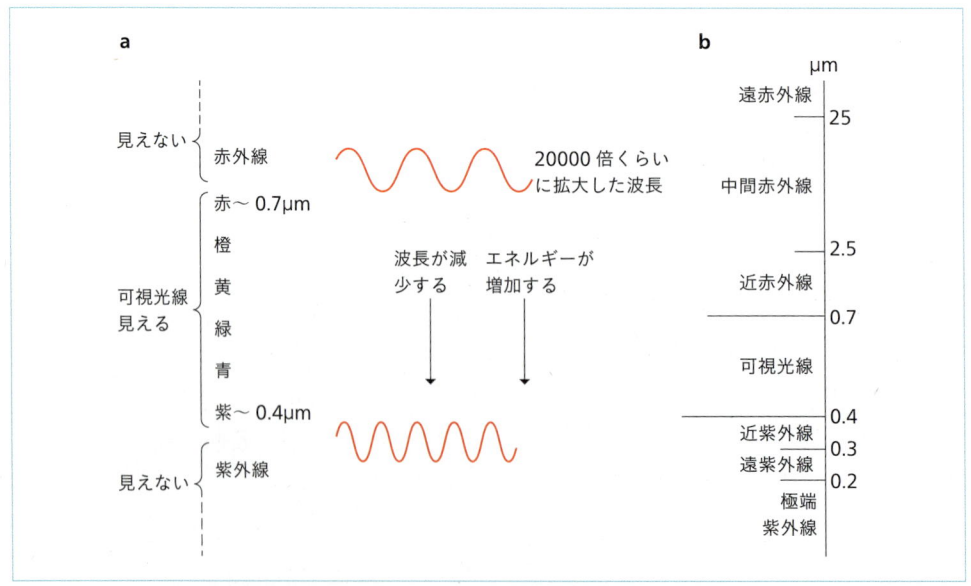

図8-17 波長による電磁波の区分と名称

だし，赤外線が赤い光を出しているわけではない。こたつの赤い器具をとおしてそう見えるだけで，赤外線は人間の目に見えない。

4. 赤外線の応用

赤外線は波長が長いため，空気中のちりやほこりなどの小さな物体によって散乱*されにくい。この性質を利用したのが，**赤外線写真**である。赤外線は散乱されずに遠くまで届くため，遠くの景色まで鮮明に撮影できる。

また，気象衛星といえば，「ひまわり」が有名である。そこでは雲の分布や高さ，海面水温などを知るために，**赤外線測定**が行われている。

B サーモグラフィー

近年，**サーモグラフィー**という方法が医学に用いられている。これは，人体から放射される赤外線を検出することにより，温度分布を知ることを目的としている。

どんな物体も，温度が 0K（=−273.15℃）でない限り，赤外線を出す。そのときに放射されるエネルギーは，温度によって異なる。物体から放射される光の波長と温度の関係を図8-18に示す。温度の高い物体ほど放出するエネルギーが大きいこと，また，出てくる赤外線の波長が短いことがわかる。そのため，放射されるエネルギーを測定することにより，温度を知ることができる。これが**サーモグラフィーの原理**である。

図8-18 の 820℃の曲線を左のほうに延長すると，0.7μm あたり（赤）の光も少し出すことがわかる。これが「約800℃に熱せられた物体は赤く見える」ことの理由である。私たちのからだから出る赤外線は 9μm 付近であるが，強度が小さいため，図8-18 に図示できない。

がんなどの悪性腫瘍（あくせいしゅよう）のある部分は，皮膚の温度が上昇するため，皮膚における温度分布をサーモグラフィーで調べると，腫瘍を見つけることや，血液循環の増減，炎症を起こしている部位の観察も可能になる。

赤外線より波長の長い領域をマイクロ波（図8-1）という。人体は非常に弱いマイクロ波を出しているため，この波長領域でも最近は研究が可能になりつつある。マイクロ波では，赤外線よりもさらに深い部分まで（表面から10cm くらい）の測定が可能なため，赤外線とマイクロ波の両方の技術を用いると，より広範囲のことがわかるとされている。この方法は針を刺すことがないため，苦痛や副作用がないという大きなメリットがある。ちなみに，耳式体温計は，鼓膜周辺から出る赤外線が出す熱を測定している。

---

* **散乱**：波長の短い光のほうが長い光よりも散乱されやすく，可視光線のなかでは波長の短い青色の光が空気中のちりなどで散乱されやすい。太陽からやってくる光のうち，青っぽい光が途中で散乱されるため，空が青く見える。

看護における力学の基礎

剛体の力学

浮力と流体

圧力

看護に必要な電気学

熱現象

音に関する現象

8 光に関する現象

放射線の防護と応用

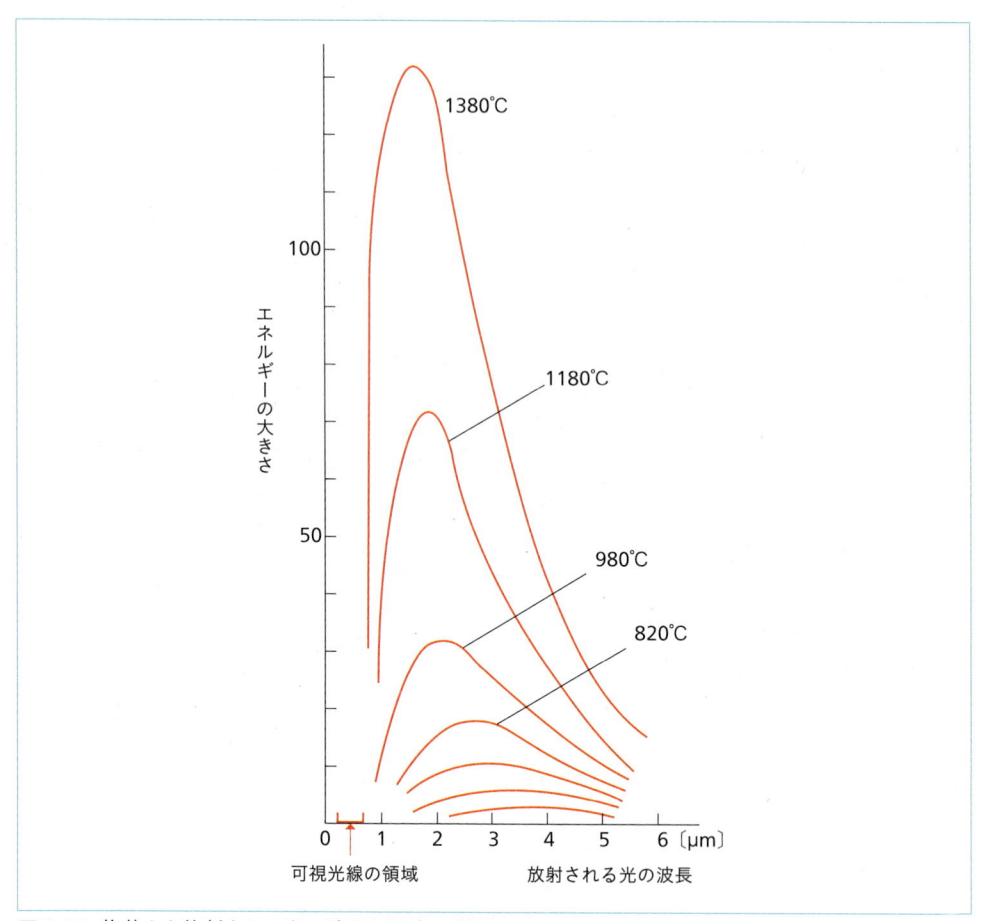

図8-18 物体から放射される光の波長と温度の関係

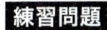

練習問題

1 **右図**はガラスのプリズム（臨界角 41°）である。垂直に入射した単色光線 A が全反射になる理由を述べなさい。

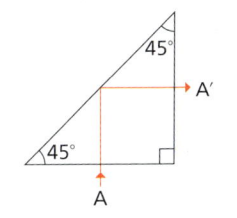

2 人間の目には，赤外線や紫外線は見えないが，ある種の動物には見えるといわれている（ガラガラヘビには赤外線，ミツバチには紫外線が見えているといわれている）。それによって，どのような利点があるか述べなさい。

3 ストーブでは日焼けしないが，直射日光に当たると日焼けする理由を述べなさい。

▶答えは巻末

1 看護における力学の基礎

2 剛体の力学

3 浮力と流体

4 圧力

5 看護に必要な電気学

6 熱現象

7 音に関する現象

8 光に関する現象

9 放射線の防護と応用

第 **9** 章

放射線の防護と応用

この章では

- X線の性質を学ぶ。
- 同位元素（アイソトープ）・ラジオアイソトープの概念を学ぶ。
- 放射線防護について知る。
- 放射線の単位を学ぶ。
- 放射線が及ぼす影響を知る。

放射線は用い方によっては，「恐怖の対象」となったり，「数多くの生命を救う福音」になったりする。用い方一つで「毒」にも「薬」にもなるが，「薬」として用いるのは医師の領域なので，ここではほとんど触れない。看護上必要な知識は，主に放射線が「毒」になる場合なので，「毒」として扱うときの知識に重点をおいて述べる。

しかし，それらを理解するためには，放射性物質の基本も学ばなければならないし，核の崩壊や半減期などの知識も必要になるだろう。また，RI とトレーサーに関する理解もできるほうが望ましい。

I X線

A X線の性質

1. X線の発見

1895 年，レントゲン（Röntgen）は，高速の電子が金属に衝突したとき，非常に透過力の強い放射線が発生することを発見した（図 9-1）。これは正体不明であったため，**X 線**と名付けられた。後に次のような性質をもっていることがわかった。

①直進すること
②電場や磁場で曲げられないこと
③電離作用（イオン化する働き）をもつこと
④写真作用をもつこと
⑤蛍光作用をもつこと
⑥透過作用をもつこと

2. X線診断

感光剤に X 線を照射すると，X 線の強度に応じて黒化する性質（④の性質）や，蛍光物

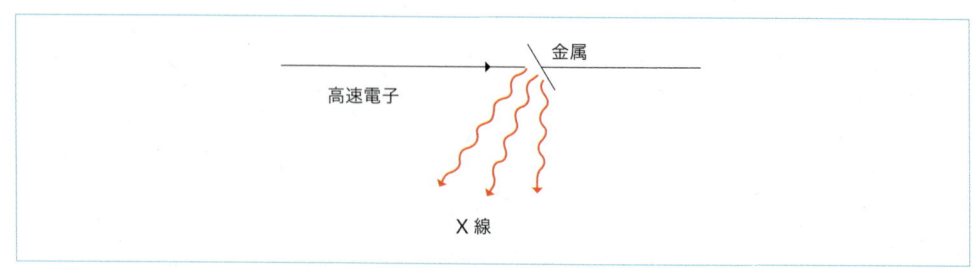

図 9-1 X線の発生

質に X 線を照射すると，その強度に応じて蛍光を発する性質（⑤の性質），生体などの物体の中に透過していく性質（⑥の性質）が，**X 線診断**に用いられている主な理由である。

　X 線とは，非常に波長の短い電磁波の一種であることを，すでに第 8 章の図 8-1 でも示した。波長 0.1nm*（ナノメートル，1nm＝10^{-9}m）程度を X 線というが，短いものから長いものまで幅がある。

看護における力学の基礎

剛体の力学

浮力と流体

圧力

看護に必要な電気学

熱現象

音に関する現象

光に関する現象

9 放射線の防護と応用

II　RIとトレーサー（追跡子）

A　同位元素（アイソトープ）

　物質を構成している最小の粒子は**原子**であり，原子は中心に**原子核**をもち，そのまわりを**電子**がいくつか回っている。太陽のまわりを惑星が回っているという太陽系モデルを想像するとよいだろう（図 9-2a）。原子については，次のことがわかっている。

- 電子は 1 つの軌道に複数個入ることができる。しかし，その数は決まっている（図 9-2b）。

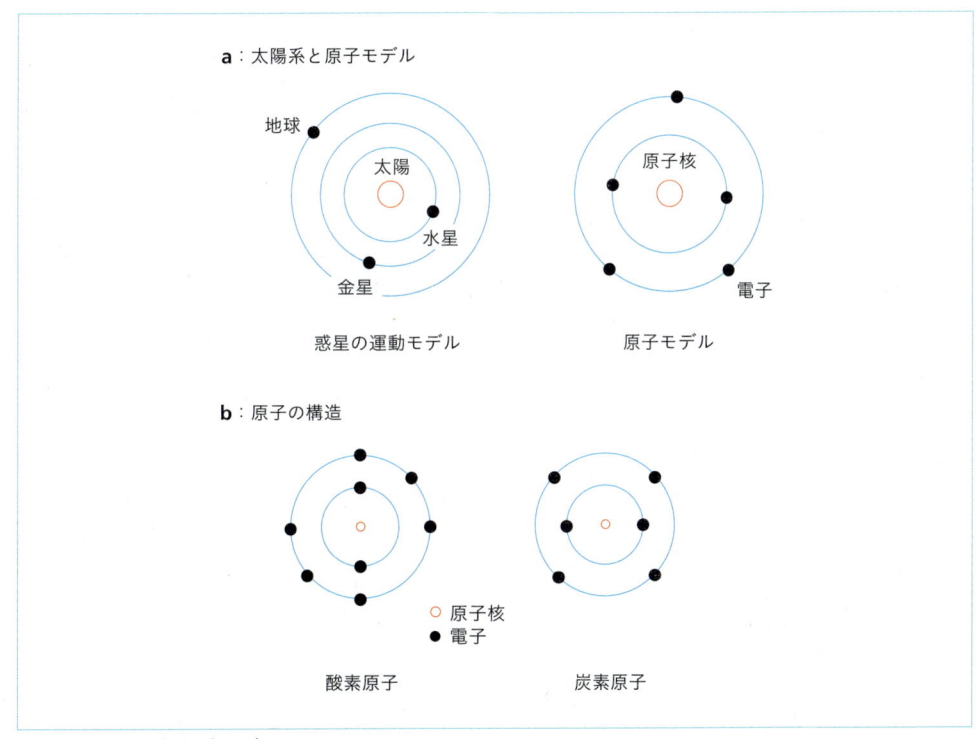

図9-2 原子の太陽系モデル

* **0.1nm**：10^{-8}cm を 1Å（オングストローム）ともいうため，0.1nm ＝ 1Å である。

- 原子核は，原子の中心にあり，原子全体の $\dfrac{1}{10000}$ 倍という大きさである。原子核は**陽子**（プロトン）と**中性子**（ニュートロン）とからできており，これらはともに電子（エレクトロン）の1800倍もの大きい質量をもっているため，原子の質量のほとんどはここに集中している。図9-3a にヘリウム原子の例をあげる。

- 陽子は正の電荷をもっているため，イオン化していない（中性の）原子では，負の電荷をもった電子と同じ数の陽子が核の中にある。中性子は電荷をもたないので，数は必ずしも一定ではない（図9-3b）。

- 各々の原子には番号（原子番号）がつけられている。陽子の数は原子番号と一致する。また，陽子と中性子の数を足したものを質量数という。同じ原子でも中性子の数が異なることで，質量数も変わる。

- 原子核を表す際は元素記号の左上に質量数を書き，左下に原子番号を書く。たとえば図9-3b の酸素を例にとると，$_{8}^{16}\mathrm{O}$，$_{8}^{17}\mathrm{O}$，$_{8}^{18}\mathrm{O}$ となる。代表的な原子の原子核について，いくつか表9-1 に示す。

　元素の化学的性質は，核のまわりの電子の配列によって決まっている。陽子の数は電子の数でもあるため，化学的性質も異なる。つまり，陽子の数が同じなら質量数が異なっても（中性子の数が異なっても）化学的性質は同じということである。したがって，$_{8}^{16}\mathrm{O}$，$_{8}^{17}\mathrm{O}$，$_{8}^{18}\mathrm{O}$ は，陽子の数がすべて8なので，化学的性質は同じである。中性子は電気を帯びていないため，その数が異なるということは質量が異なるということであり，質量は $_{8}^{18}\mathrm{O} > _{8}^{17}\mathrm{O} > _{8}^{16}\mathrm{O}$ である。

　このように原子番号（陽子の数）が同じで，質量数が異なる原子を**同位元素**または**同位体・アイソトープ**という（なお，原子番号8はOであるため$_{8}^{16}$Oと書かず^{16}Oと書くことが多い）。

B ラジオアイソトープ（RI）

　ラジオアイソトープ（radioisotope）は，放射線を出す同位元素，つまり**放射性同位元素**のことである。頭文字をとって RI（アールアイ）と略される。同位元素のなかには放射性をもつ（放射線を出す）ものもある。たとえば，リン（元素記号P）の原子番号は15であるが，中性子を16〜17個もつものがあり，それぞれ，$^{31}\mathrm{P}$，$^{32}\mathrm{P}$ で表される。このうち $^{31}\mathrm{P}$ は安定であるが，$^{32}\mathrm{P}$ は放射性をもつため RI である。RI は放射線を出しながら，しだいに変化し，最終的には安定した別の元素に落ち着く。たとえば，ウラン（$_{92}^{238}\mathrm{U}$）はラジウム（$_{88}^{226}\mathrm{Ra}$）を経て，最終的には安定した鉛（$_{82}^{206}\mathrm{Pb}$）に落ち着く。放射性同位元素が放射線を出しながら次々に変化していく（これを**放射性崩壊**という）とき，その放射線には次の3種がある（図9-4a）。

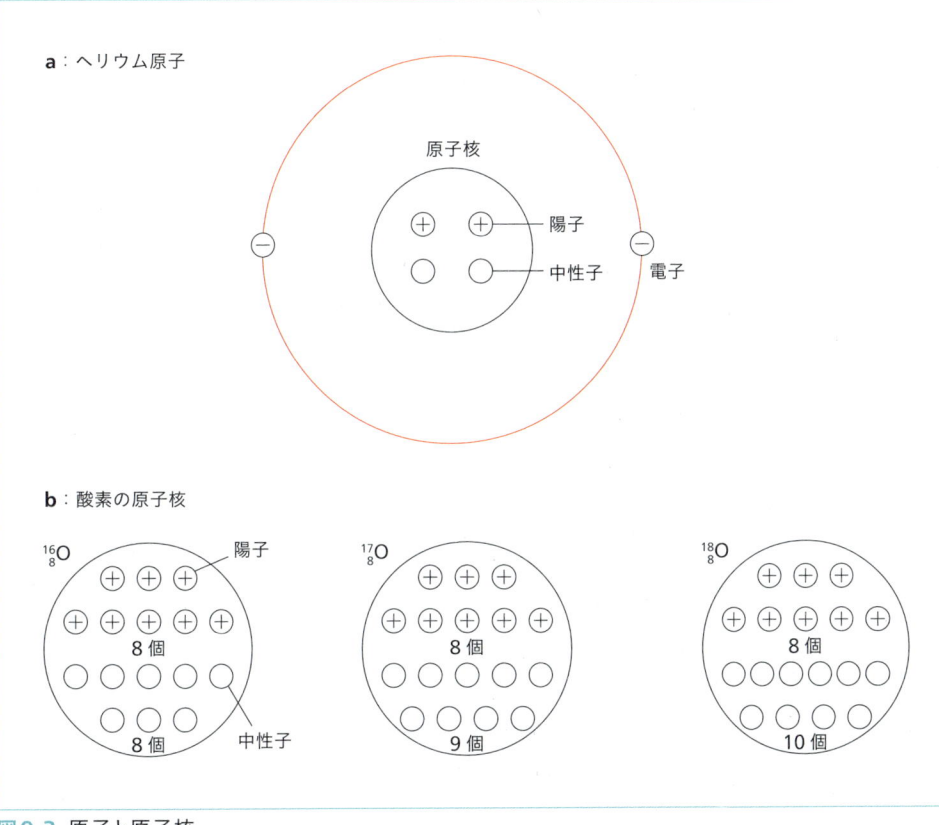

a：ヘリウム原子

原子核

陽子

中性子

電子

b：酸素の原子核

$^{16}_{8}O$ 陽子

8個

8個　中性子

$^{17}_{8}O$

8個

9個

$^{18}_{8}O$

8個

10個

図9-3 原子と原子核

表9-1 代表的な原子の原子核について

原子	原子番号	電子数	陽子数	中性子数	質量数	記号
水素	1	1	1	0	1	$^{1}_{1}H$
ヘリウム	2	2	2	2	4	$^{4}_{2}He$
炭素	6	6	6	6	12	$^{12}_{6}C$
				7	13	$^{13}_{6}C$
				8	14	$^{14}_{6}C$
酸素	8	8	8	8	16	$^{16}_{8}O$
ナトリウム	11	11	11	12	23	$^{23}_{11}Na$

1. α線（α粒子）

α**線**は陽子を2つ，中性子を2つもっている粒子（Heの原子核）である。α線を放出した原子核は，陽子と中性子が2個減り，質量数は $2+2=4$ だけ減る。たとえば，ウラン（$^{238}_{92}U$）が α線を出すとトリウム（$^{234}_{90}Th$）になる。α線は気体の電離作用が強く，すぐにエネルギーを失ってしまうため透過力が小さい。たとえば，ラジウムが放射する α線は0.02mmの厚さのアルミ箔で止まってしまう。正の電気を帯びているので−極のほうへ引かれる（図9-4b）。

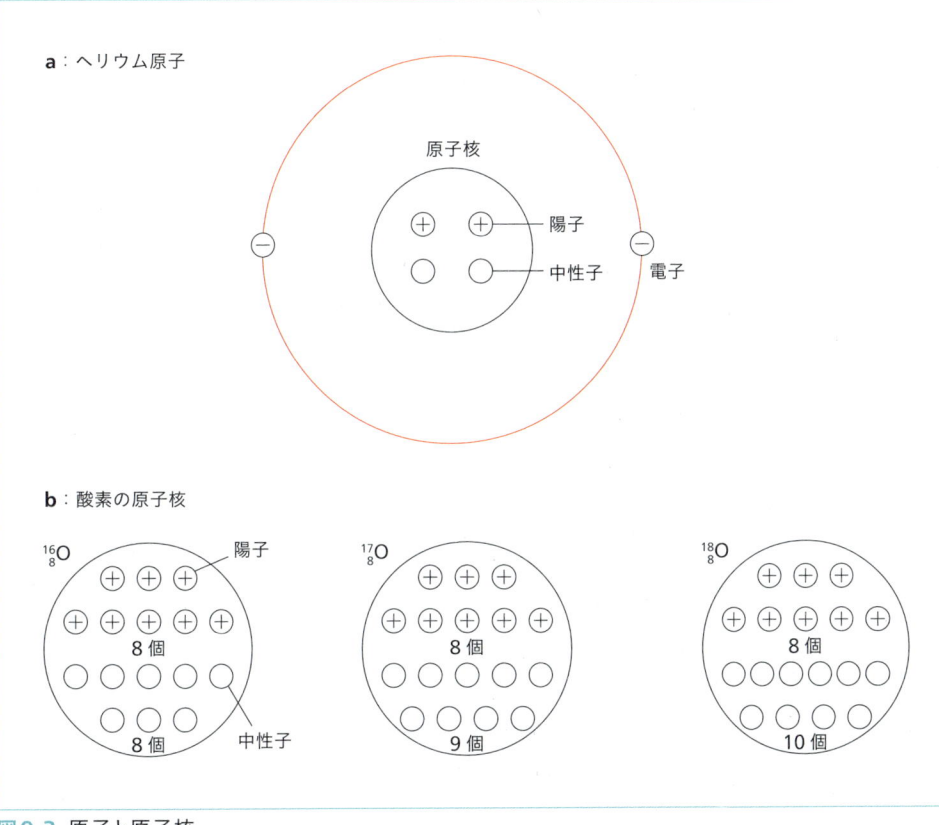

1　看護における力学の基礎
2　剛体の力学
3　浮力と流体
4　圧力
5　看護に必要な電気学
6　熱現象
7　音に関する現象
8　光に関する現象
9　放射線の防護と応用

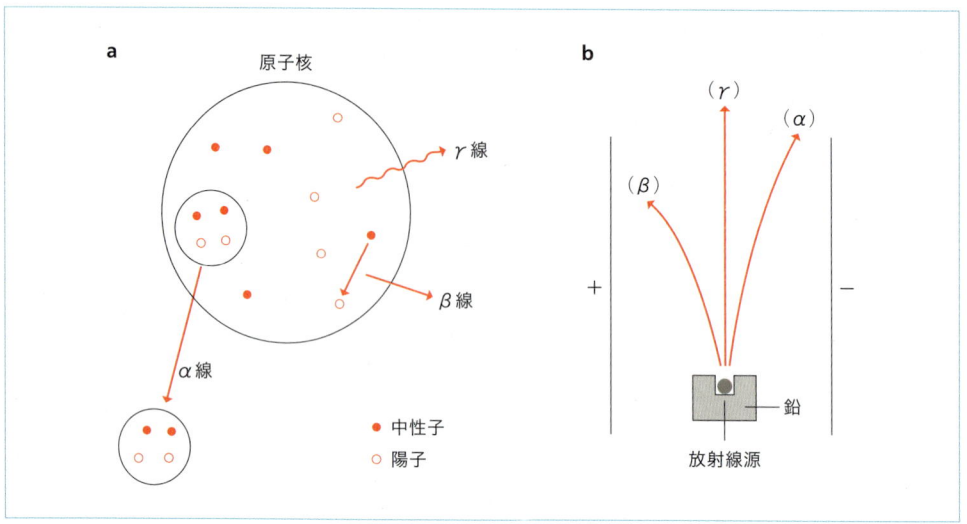

図9-4 放射線の種類

2. β線（β粒子）

β線は，中性子が陽子に変化するときに放射される高速度の電子の流れである。電気的に中性である中性子が電子（−）を放射するため，陽子（＋）に変わるのである。中性子は陽子に変わるため，質量数は変化せず，陽子が1個増える。そのため，原子番号は1つ大きくなる。たとえば，ビスマス（$^{212}_{83}$Bi）がβ線を出すとポロニウム（$^{212}_{84}$Po）になる。気体を電離させる働きは，前述のα線に比べて小さいが，次に述べるγ線より大きいため，透過力はα線より大きく，γ線より小さい。β線は負の電気をもっているため＋極へ引かれる（図9-4b）。

3. γ線

α線やβ線が粒子の流れであったのに対し，**γ線**は電磁波である。γ線はX線と同じ仲間であるが，X線よりも波長が短い。α線とβ線に比べて，電離作用は一番小さいため，透過力は最も大きく，厚さ数十cmの金属板でも透過することができる。ラジウムを治療に用いるとき，0.5mmの厚さの白金で包むとα，β線は遮断され，γ線だけ放出させることができるのは，この理由である。γ線は電磁波なので，γ線を放出しても元素の質量数や陽子に変化は起きない。電気を帯びていないため，電場の中をとおっても曲げられない（図9-4b）。これらの放射線のもつ透過力を，X線も含め図9-5に示す。

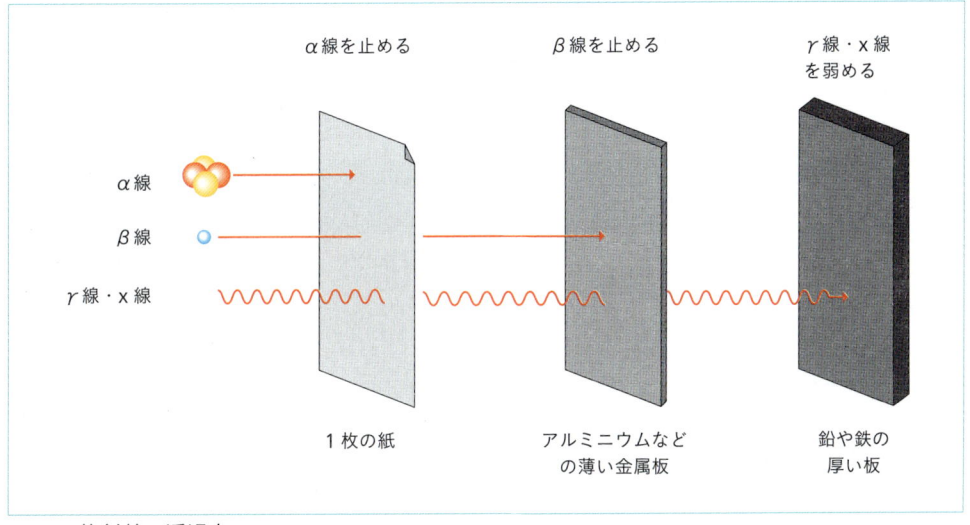

図9-5 放射線の透過力

図中:
α線を止める　　β線を止める　　γ線・x線を弱める

α線
β線
γ線・x線

1枚の紙　　アルミニウムなどの薄い金属板　　鉛や鉄の厚い板

C トレーサー（追跡子）

　医学に RI（放射性同位元素）を応用したものの一つに**トレーサー**がある。これは，身体の特別な臓器や組織に特定の元素が集まることを利用したものである。たとえば，甲状腺に対して**ヨウ素**（I）が集まることが知られている。^{131}I を人体に投与すると，その大部分が甲状腺に集まる。^{131}I は β 線や γ 線を出すので，それを体外から測定することにより，^{131}I の**集積状態**を知ることができる。

　ほかに，**放射性クリプトン**（^{85}Kr）や**キセノン**（^{133}Xe）のような**希ガス**（**貴ガス**）を用いた脳の**血液循環検査**もある。いずれも，RI が放射線を出しつつ崩壊を起こし，人体で吸収，循環，沈着，排泄される様子を，体外から放射線測定しながら追跡していく。この方法を**追跡子試験**（**トレーサーリサーチ**）といい，用いられる RI を**追跡子**（**トレーサー**）という。

1 看護における力学の基礎
2 剛体の力学
3 浮力と流体
4 圧力
5 看護に必要な電気学
6 熱現象
7 音に関する現象
8 光に関する現象
9 放射線の防護と応用

Ⅲ　放射性元素の崩壊と半減期

A　半減期

RI（放射性同位元素）の原子核は，放射線を出しながら（次々と崩壊して）ほかの原子核に変化し，最終的には放射性をもたない**原子核**になってしまう。ほかの原子核に変化していくことを**崩壊**という。初めに存在していた原子核の数のちょうど半分になるまでの時間を**半減期**という。

表9-2 は様々な放射性元素の半減期を示したものである。ウラン（^{238}U）の半減期は45億年という気の遠くなるほどの長さである。45億年といえば地球の年齢にほぼ等しいので，地球が誕生した頃に存在していた ^{238}U の量が，現在半分になったといえる。一方，ラドン（^{219}Rn）は4秒足らずという短さである。

半減期が10日ということは，10日経つと，初めに存在していた原子の核数が $\frac{1}{2}$ 倍に減ることを意味する。さらに10日経つと，残っていた原子核の数の $\frac{1}{2}$ 倍，つまり初めに存在していた原子核の数の $\frac{1}{4}$ 倍になり，またさらに10日経つと，残っていた原子核の数の $\frac{1}{2}$ 倍，つまり初めに存在していた原子核の数の $\frac{1}{8}$ 倍になる。したがって，$\frac{1}{2}$，$\left(\frac{1}{2}\right)^2$，$\left(\frac{1}{2}\right)^3$，$\left(\frac{1}{2}\right)^4$，……倍というように減少する（図9-6）。また，原子核の数は限りなく0に近づくが，決して0になるわけではない。

表9-2 に示したものは，いろいろな用途に用いられる放射性元素の半減期である。

表9-2　いろいろな放射性元素の半減期

元素		半減期
^{238}U	（ウラニウム238）	4.47×10^9 年
^{14}C	（炭素14）	5700 年
^{226}Ra	（ラジウム226）	1600 年
^{137}Cs	（セシウム137）	30 年
^{90}Sr	（ストロンチウム90）	29 年
^{60}Co	（コバルト60）	5.3 年
^{32}P	（リン32）	14.3 日
^{219}Rn	（ラドン219）	3.9 秒

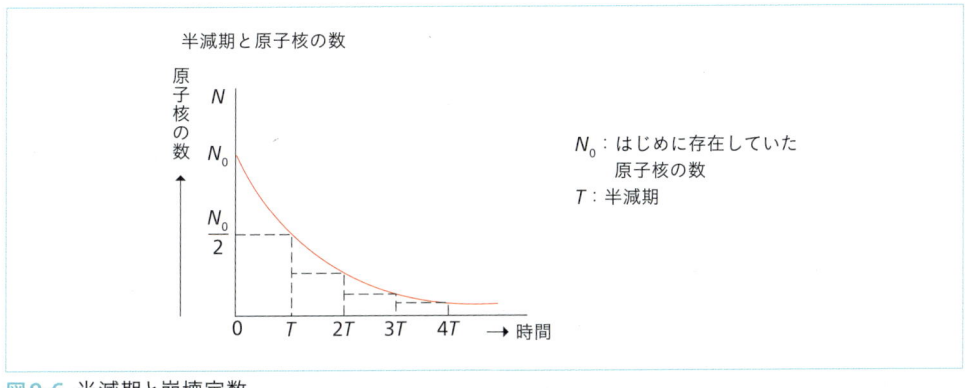

図9-6 半減期と崩壊定数

Ⅳ 放射線の単位

放射線に使用される単位は，種類が多く，さらに国際単位（SI）が今までの単位に代わって使用されている。放射線の線量に関する単位には，線源強度，照射線量，吸収線量，生物学的等価線量がある。

A 線源強度

放射性原子核は放射線を出しながら次々に崩壊していく。線源強度はこの**崩壊率**，つまり**1秒間にいくつ崩壊するか**を表している。単位は**キュリー**（curie；Ci）を用い，1〔Ci〕＝3.7×10^{10}〔崩壊数/s〕である（単位ができた当初は，1Ci＝ラジウム〔Ra〕1g から放出される放射能量とされていたが，正確には 0.976Ci である）。

キュリーに代わって用いられる SI 単位（国際単位）は，**ベクレル**（becquerel；Bq）である。1Bq は **1秒間に 1個の原子核が崩壊を起す強度**をいう。1〔Bq〕＝1〔崩壊数/s〕より，1〔Ci〕＝3.7×10^{10}〔Bq〕である。

B 照射線量と吸収線量

照射線量は物質に到達した放射線の量を表し，**吸収線量**は物質が吸収した放射線の量を表す。同じように照射されても，物質によって吸収のしかたが異なるため，両者は同じ量ではない。

照射線量は，X 線または 3MeV（メガ電子ボルト）までのエネルギーのγ線にだけ定義されており，ほかの放射線に対しては定義されていない。単位は**レントゲン**（R）を用いる。また，1クーロン（記号 C）は，1A の電流が 1秒間に運ぶ電気量である。よって，1〔R〕

看護における力学の基礎

剛体の力学

浮力と流体

圧力

看護に必要な電気学

熱現象

音に関する現象

光に関する現象

9 放射線の防護と応用

$=2.58\times10^{-4}$〔C/kg〕である。X線には空気をイオン化する働きがあり，X線が1kgの空気中で2.58×10^{-4}Cの陽子をつくる強さは，1Rということになる。

　吸収線量の単位にはラド（rad）を用いる。1〔rad〕＝0.01〔J/kg〕である（軟らかな組織に対しては，1Rの照射線量は，約1radの吸収線量を生じる）。ラドに代わって用いられるSI単位は，**グレイ**（gray：Gy）である。1Gyは，物質1kg当たりの吸収した放射線のエネルギーが1J（ジュール）であるときの吸収線量をいう。1〔Gy〕＝1〔J/kg〕より，1〔rad〕＝0.01〔Gy〕である。

Ⓒ 生物学的等価線量

　生物に対する放射線の影響は，吸収線量が同じでも，放射線の種類によって異なる。**生物学的等価線量**とは，それを考慮した放射線量であり，吸収線量×線質係数×（その他の補正係数）で与えられる。

　放射線の種類によって異なる数に相当するのが**線質係数**で，**生物学的効果比**ともいう。たとえば，α線は透過力が小さいが，局所的に大きい影響を与えるため，大きい値となっている。単位は**レム**（rem）を用い，ラドで測った吸収線量×線質係数×（その他の補正係数）で表す。

　SI単位は**シーベルト**（sievert：Sv）である。1〔Sv〕＝1〔J/kg〕より，1〔rem〕＝0.01〔Sv〕である。前述したように，線質係数は生物学的効果比ともいうため，RBEで表すこともある。^{60}Coのγ線で1000rad（0.7RBE）を照射されたとき，生物学的等価線量は，1000×0.7＝700〔rem〕あるいは7〔Sv〕である。

　参考までに，放射線の単位を表9-3に示しておく。

表9-3　放射線の単位

線量	単位	定義	SIによる単位	SIと従来の単位との関係
線源強度	キュリー（Ci）	3.7×10^{10}　崩壊数／s	ベクレル（Bq）	I Ci：＝3.7×10^{10}Bq
照射線量（X線，γ線）	レントゲン（R）	2.58×10^{-4}C/kg（乾燥空気中）		
吸収線量	ラド（rad）	0.01J/kg	グレイ（Gy）	I rad＝0.01Gy
生物学的等価線量	レム（rem）	RBE×（ラドで測った線量）	シーベルト（Sv）	I rem＝0.01Sv

看護における
力学の基礎

剛体の力学

浮力と流体

圧力

電気学 看護に必要な

熱現象

音に関する現象

光に関する現象

9 放射線の防護と
応用

V 放射線が及ぼす影響

図9-7 から被曝量と医療の関係を理解しておこう。医療での放射線被曝は，必要最低限の線量が適切に管理されていて，患者自身へのメリットが，被曝によるリスクを大きく上回るものになっている。

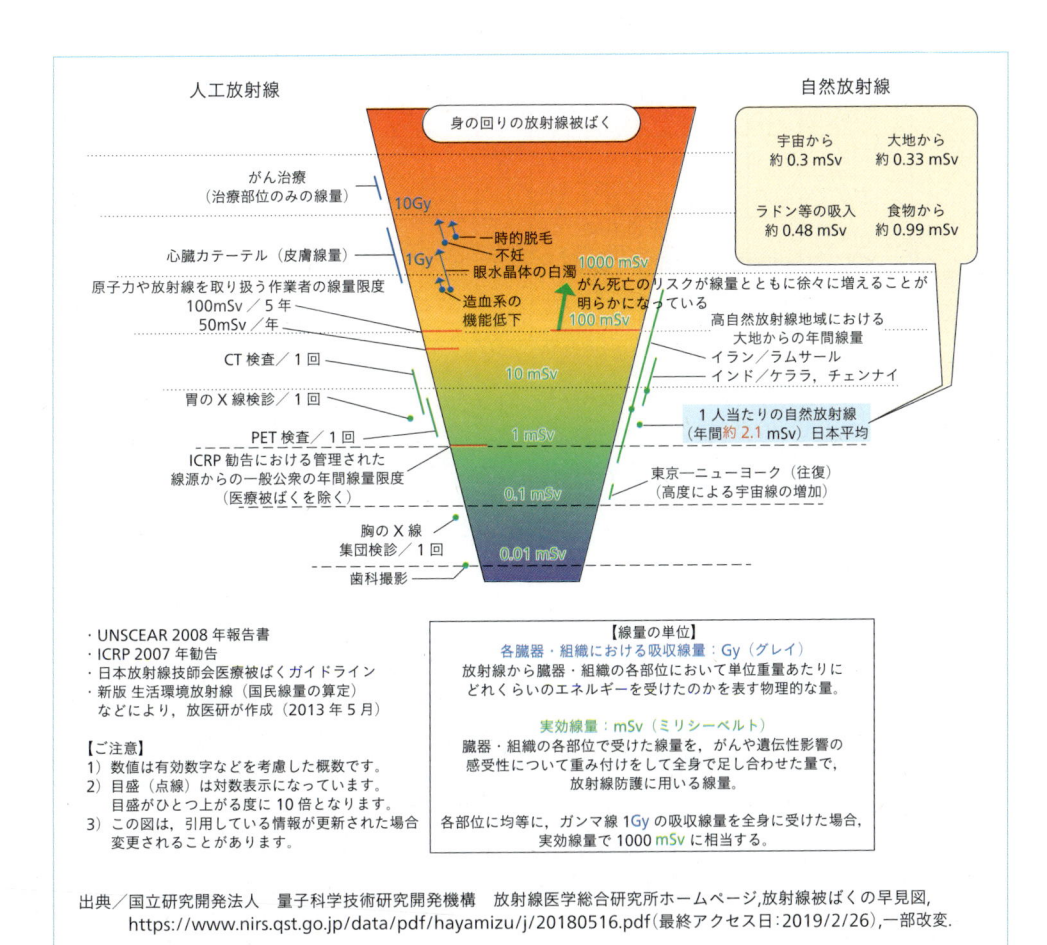

図9-7 放射線被曝の早見図

1 次の文章中の（ ）に適当な言葉または数字を記入して文章を完成させなさい。

　物質を構成している最小の粒子を（Ⓐ）というが，（Ⓐ）を太陽系モデルとして考えると，太陽に相当するのが，（Ⓑ）であり，惑星に相当するのが（Ⓒ）である。（Ⓑ）は，正の電荷をもつ（Ⓓ）と，電荷をもたない（Ⓔ）からできており，これらは（Ⓒ）の約（Ⓕ）倍もの大きな質量をもっている。a粒子は（Ⓖ）の（Ⓑ）と同じ粒子である。したがって，（Ⓓ）を（Ⓗ）個，（Ⓔ）を（Ⓘ）個もっている。

2 下図はウラン・ラジウム系列の放射性崩壊を示している。つまり，ウラン $^{238}_{92}$U は次々崩壊し，ラジウム $^{226}_{88}$Ra になり，さらに放射線を出しつつ崩壊を重ね，最後に安定な鉛 $^{206}_{82}$Pb に落ち着くことを示している。ある試料中のウラン238と鉛206の原子核が同数ずつ含まれているとすると，その試料が作られてから，約45億年が経過したことを説明しなさい。

元素名 質量数	Tl 81	Pb 82	Bi 83	Po 84	At 85	Rn 86	Fr 87	Ra 88	Ac 89	Th 90	Pa 91	U 92
238												4.51 ×10⁹y
234										24.10 d	6.66	2.48 ×10⁵y
230										8.0 ×10⁴y		
226								1622 y				
222						3.825 d						
218				3.05 m	2.0 s							
214		26.8 m	19.7 m	0.164 ms								
210	1.32 m	19.4 y	5.00 d	138.40 d								
206	4.20 m	∞										

数字はその元素が現在の量の半分になるまでの時間，すなわち半減期で，
y は年，d は日，h は時間，m は分，s は秒，ms は 10^{-3} 秒。

▶ 答えは巻末

1 看護師のボディメカニクスで正しいのはどれか。 (99回 AM21)

1. 立位では基底面を広くとる。
2. 動作時の重心は高い位置におく。
3. 重心線は基底面の利き腕側におく。
4. 足と床との間の摩擦力を小さくする。

2 図で，仰臥位から左側臥位への体位変換が最も少ない力でできるのはどれか。 (94回 AM56)

1. 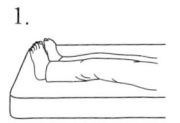　　2. 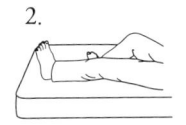　　3. 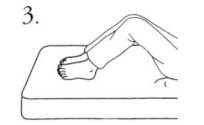　　4.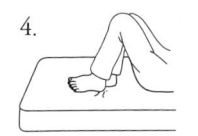

3 ボディメカニクスを活用して，看護師が患者を仰臥位から側臥位に体位変換する方法で正しいのはどれか。 (107回 AM37)

1. 患者の支持基底面を狭くする。　　2. 患者の重心を看護師から離す。
3. 患者の膝を伸展したままにする。　　4. 患者の体幹を肩から回転させる。

4 四肢に障害がない患者を仰臥位から側臥位に体位変換するときの姿勢を図に示す。適切なのはどれか。 (102回 PM35)

1. 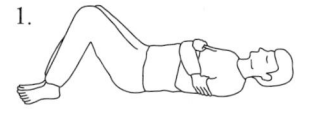　　2.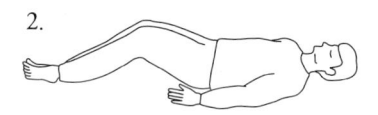

3. 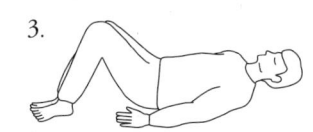　　4.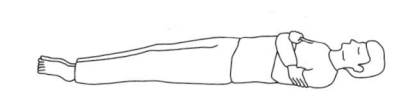

5 血圧測定で収縮期血圧が本来の値より高く測定されるのはどれか。 (96回 AM48)

1. 血圧計を床頭台に置いて測る。
2. 幅の狭いマンシェットを用いる。
3. 巻き上げた袖が腕を圧迫している。
4. 減圧を 10mmHg/ 秒で行う。

▶ 答えは巻末

看護における力学の基礎

剛体の力学

浮力と流体

圧力

看護に必要な電気学

熱現象

音に関する現象

光に関する現象

9 放射線の防護と応用

1章 ⬜1

回転軸のまわりに小さくまとまることで回転しやすくなり、お尻の接している面積が小さく、摩擦が少ないため、加える力が小さくてすむから。

上半身の重さ（W）を支えるために、A と同じ大きさの力 A' を破線の方向に加えなければならない。そのため、力 A' が小さい図 **1a** がすぐれている。ただし、極端な V 字では、患者が苦しいので注意する。

2章 ⬜1

矢印方向の回転には、BC（または AD）の幅の大小によって安定・不安定が決まるため、体位変換のしやすさはどちらも同じである。

2章 ⬜2

（1）3cm

（2）$F_2 = \dfrac{r_1}{r_2} F_1$ であり、常に $r_1 < r_2$ であることから、$F_2 < F_1$ になるため。

（1）O からのピンセットの長さ（r_1, r_2）とピンセットではさむ長さには比例の関係があることから、ピンセットの先端ではさむ長さは 3 倍になるため、3cm 動くことがわかる（図 **2章2**）。

3章 ⬜1

水から出ている部分だけのからだの重さを感じる。

液体と物体の比重が等しいとき、物体は浮きも

図　2章2

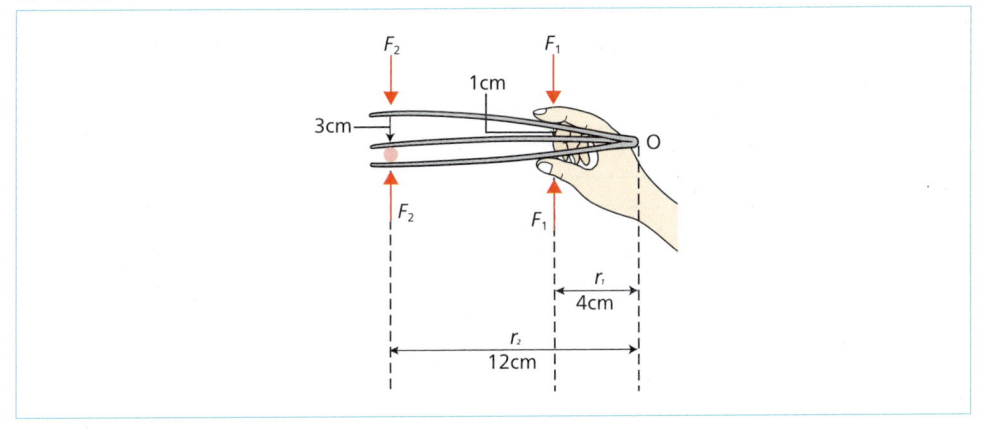

図　3章1

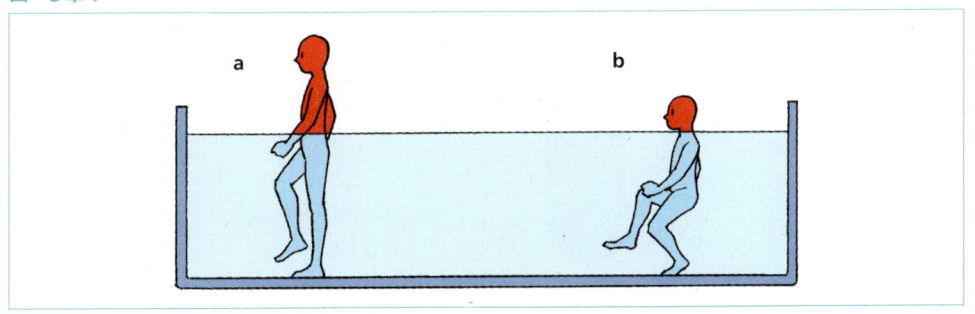

沈みもせずに液体の中で浮遊する。これは液体の中にある物体の重さが0になったためである。したがって，人と水の比重が等しいとすると，水中にあるからだの重さは0となり，水から出ている部分だけの重さを感じることになる。つまり，図3章1a, bの赤色の部分だけの重さを感じる。

4章 ⬚1

5.4MPa 以上

x〔MPa〕を示しているときのボンベの酸素は100xL になる（図4章1）。一方，少なくとも3〔L/分〕×180〔分〕=540〔L〕の酸素を必要とするため，100$x \geq 540$ より，$x \geq 5.4$〔MPa〕である。

4章 ⬚2

9.8MPa（約10MPa）

100〔kgw/cm^2〕$=100 \times 9.8$〔kg·m/s^2/cm^2〕$=980 \times 10^4$〔N/m^2〕$=9.8 \times 10^6$〔N/m^2〕
1〔Pa〕$=1$〔N/m^2〕であるから，
100〔kgw/cm^2〕$=9.8 \times 10^6$〔N/m^2〕$=9.8 \times 10^6$〔Pa〕$=9.8$〔MPa〕

4章 ⬚3

（1）スピッツ内の圧力のほうが血圧より低いため。
（2）スピッツ内の圧力が血圧と等しくなったため。
（3）血液を採取したとき，「上昇した血圧＝ス

ピッツ内の圧力」になっているので，この状態のときに駆血帯をはずすと，「元に戻った血圧＜スピッツ内の圧力」となり，スピッツ内の血液が逆流するという問題が起こる。したがって，先にスピッツをはずす（先に駆血帯をはずしてはならない）ということを心に留めておく必要がある。

理解しやすいように以下の数値については，仮に定めている。
（1）真空採血というが，スピッツの中は本当の真空ではなく，（採血する部位の）血圧より低い圧力になっている。したがって，血液は圧力の高いほう（血管）から低いほう（スピッツの中）へ移動する。
（2）たとえば，スピッツの中の空気の体積が10cm^3，圧力が 16mmHg，血管の血圧を20mmHg とし，2mL の血液がスピッツに入ったとする。体積が $\dfrac{8}{10}$ 倍になると，ボイルの法則により，圧力は $\dfrac{10}{8}$ 倍となるので，血圧＝16mmHg $\times \dfrac{10}{8} =$ 20mmHg である。このとき，スピッツ内の圧力は 20mmHg，つまり血圧と等しくなったので，血液の移動は止まることになる。血圧とは，「1気圧よりどれだけ大きいか」という値であるから，実際には20mmHg を 780mmHg と考えなければならない。これより，2mL（＝2cm^3）の採血で止まるなら，スピッツ内の圧力はもともと624mmHg でなければならないことが求められる。

図 4章1

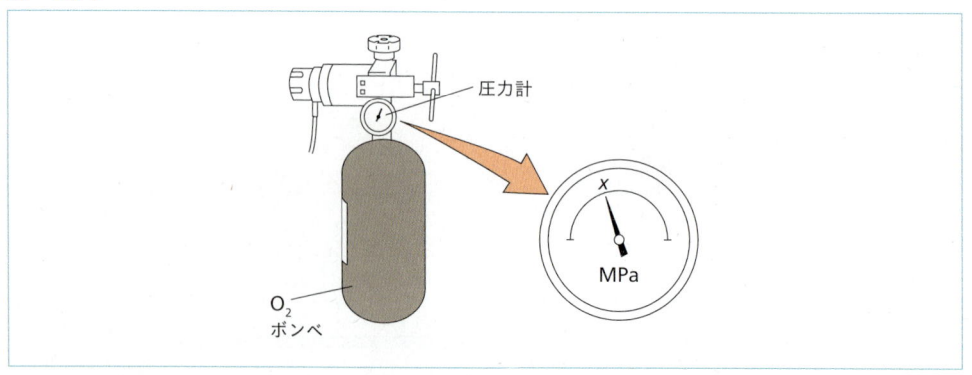

圧力計

x

MPa

O$_2$
ボンベ

4章 4

約50分

4.4MPa のとき，ボンベの中にある酸素の残存量を x L とすると，使用可能時間は次のように求められる。

500〔L〕：x〔L〕＝14.7〔MPa〕：4.4〔MPa〕

$x = \dfrac{500 \times 4.4}{14.7} \fallingdotseq 149.7$〔L〕

149.7 ÷ 3 ＝ 49.9〔分〕

5章 1

(1) 4A，25 Ω
(2) 3kWh
(3) 667W

次のように求められる。ただし，P：電力〔W〕，I：電流〔A〕，V：電圧〔V〕，R：抵抗〔Ω〕とする。

(1) $P = IV$ より，$I = \dfrac{400}{100} = 4$〔A〕

$V = IR$ より，$R = \dfrac{V}{I} = \dfrac{100}{4} = 25$〔Ω〕

(2) 600〔W〕×5〔h〕＝3000〔Wh〕＝3〔kWh〕

(3) 抵抗が $\dfrac{3}{4}$ 倍になると，$I = \dfrac{V}{R}$ より，I は $\dfrac{4}{3}$

倍になる。$P = IV$ で，I が $\dfrac{4}{3}$ 倍になると，W

も $\dfrac{4}{3}$ 倍になる。ゆえに，$500 \times \dfrac{4}{3} = 666.6$

……$\fallingdotseq 667$〔W〕である。または，$W = \dfrac{V^2}{R}$

から考えてもよい。

6章 1

(1) 8万5000cal
(2) 8万5000cal

(1) 15℃の水 1L を 100℃に上昇させるのに必要な熱量は，次のように求められる。

1〔cal/g・℃〕×1000〔g〕×（100−15）〔℃〕＝85000〔cal〕

(2) 1〔cal/g・℃〕×3400〔g〕×（40−15）〔℃〕＝85000〔cal〕

以上から，少量の水を高温に熱し，そこへ低温の水を加えて必要とする温度の水を必要量つくる場合と，初めから必要とする温度・量の水をつくる場合では，必要とされる熱量は同じであることがわかる。つまり，お風呂を沸かすとき，少なめの水を高温に沸かした後，水でうめて適温・適量にする場合も，初めから適温・適量の湯を沸かす場合も，必要とされる熱量は同じであることを示している。しかし，実際には空気中への熱が逃げてしまう。周囲との温度差が大きいほど，多量の熱が逃げるため，前者のほうが熱の逃げが多くなり，後者のほうが経済的である。

6章 2

(1) 0.8℃
(2) 4.8℃
(3) 37.5分

(1) 人の体温が x〔℃〕低下したとすると，次のように求められる。

1〔cal/g・℃〕×60000〔g〕×x〔℃〕＝48000〔cal〕

∴ x＝0.8〔℃〕

(2) (1) と同様にして，次のように求められる。

1〔cal/g・℃〕×10000〔g〕×x〔℃〕＝48000〔cal〕

∴ x＝4.8〔℃〕

(3) 氷枕の中の水が 0℃から 15℃に上昇するには，次の熱量が必要である。

1〔cal/g・℃〕×1000〔g〕×15〔℃〕＝15000〔cal〕

ここで，x〔分〕かかるとすると，次のように求められる。

48000〔cal〕：15000〔cal〕＝120〔分〕：x〔分〕

∴ x＝$120 \times \dfrac{15000}{48000} = 37.5$〔分〕

7章 1

435Hz

音叉 X と 440Hz の音叉では 5 回/s のうなりを生じるため，f＝435Hz または 445Hz である。また，音叉 X と 432Hz の音叉では 3 回/s のうなりを生じるので，f＝429Hz または

435Hz である。よって，求める振動数は，435Hz である。

8章 1

入射角＝反射角＝ 45° なので，図8章1のように直角方向に曲げられる。このとき，入射角（45°）＞臨界角（41°）であるため，全反射になる。

8章 2

獲物やエサを得るのに役立つ。

人間や動物のからだから出る赤外線が見えると，暗闇でも人間や動物の存在を知ることができるため，ガラガラヘビは暗闇でも獲物を捕らえることができる。また，花のある部分が紫外線を反射するため，ミツバチは蜜のある場所を知ることができる。

8章 3

波長の短い紫外線のほうが赤外線よりもエネルギーが大きいため。

ストーブから放射される電磁波（赤外線）は波長が長くてエネルギーが小さいため，長時間浴びても，皮膚の中の電子の移動による化学反応（日焼け）を起こすことはない。

9章 1

Ⓐ原子　Ⓑ原子核　Ⓒ電子
Ⓓ陽子（プロトン）　Ⓔ中性子（ニュートロン）
Ⓕ 1800　Ⓖヘリウム　Ⓗ 2　Ⓘ 2

9章 2

$^{238}_{92}U\cdots\rightarrow{}^{226}_{88}Ra\cdots\rightarrow{}^{206}_{82}Pb$ の変化における時間は，ウラン 238 の半減期 4.51×10^9 年（約 45 億年）と考えてよいため。

図　8章1

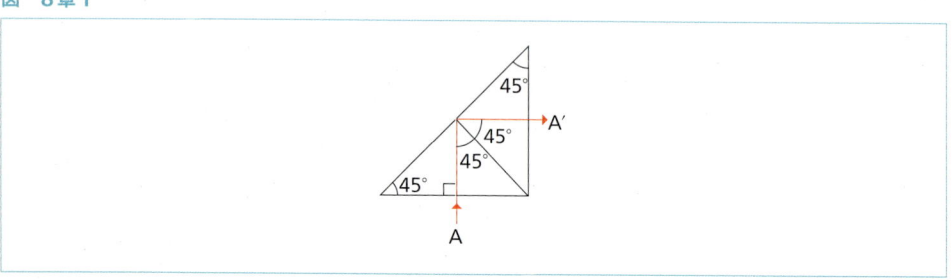

1 　　　　　　　　　　解答 **1**

○1：立位では足を開いて支持基底面を広くとると安定する。

×2：重心を低くすると安定する。

×3：重心線とは重心から床面に下ろした垂線で，支持基底面の内側（中心）にあると安定する。

×4：摩擦力が小さいとは，すなわち滑りやすいということである。滑らないように足と床との間の摩擦力は大きくする。そのために，靴は溝がしっかり入ったものを選ぶ。

2 　　　　　　　　　　解答 **4**

　仰臥位から側臥位になるにはトルクの原理を応用した方法を用いる。患者の膝をできるだけ高くなるよう立ててもらうことで，回転軸上の固定点から力を加える着力点までの距離を長くし，身体を小さくまとめることができる。看護師が患者の膝を手前に倒すと腰が回転し，自然に側臥位になる。最小の力で患者を動かすことができ，患者にとっても安楽な方法である。

×1：膝が伸びたままになっている。

×2：4よりも力を必要とする。

×3：膝の高さが低いので，4よりも力を必要とする。

○4：力を効率よく活用することができる。

3 　　　　　　　　　　解答 **1**

○1：患者の支持基底面を狭くすることで，動かしやすくなる。

×2：患者の重心をできるだけ自分の重心に近づけ，正常作業範囲内にあるようにする。

×3：膝を屈曲し四肢をできるだけ体幹に近づけることで，重心の分散を防ぐ。

×4：患者の膝を手前に倒すことで腰が回転し，続いて背中，頭部がついてくるというトルク（回転効果）を利用する。

4 　　　　　　　　　　解答 **1**

　仰臥位から側臥位への体位変換では，患者の腕は，向こうとする側を下にして前胸部で深く組ませる。そうすることで身体がコンパクトにまとまり，回転がしやすくなる。上肢を体側に置いたままで向きを変えると，向く側の上肢が身体の下になり，体重で圧迫されて循環障害を起こす。膝は，できるだけ高く垂直に立てる。そうすることにより，回転軸上の固定点から着力点までの距離が長くなり，回転させやすくなる。

○1：腕も膝も，適切な姿勢となっている。

×2：腕が組まれておらず，膝の立て方も低い。

×3：腕が組まれていない。

×4：膝を立たせていない。

5 　　　　　　　　　　解答 **2**

　測定値が実際の値より高くなるのは，①マンシェットの幅が狭い，②マンシェットの位置が心臓より低い，③マンシェットの巻き方が緩い，の3つの場合である。また，実際の値より低くなるのは，①マンシェットの幅が広い，②マンシェットの位置が心臓より高い，③測定する前から腕が圧迫されている，④減圧の速度が速い，の4つの場合である。

×1：血圧計を置く位置は血圧値に影響しない。測定部位（マンシェットの位置）を心臓と同じ高さにする。測定部位を心臓より高くすると血圧は低くなり，低くすると高くなる。

○2：マンシェットの幅が狭いと圧迫圧が高くなり，収縮期血圧が高めに測定される。広すぎると圧迫圧が低くなり，低めに測定される。

×3：上腕を圧迫すると末梢にうっ血が起こり，血流が減少するため，血圧値は本来の値よりも低くなる。

×4：減圧の速度は1拍動につき2〜3mmHgとする。10mmHg/秒では速すぎて拍動が聞き取れないため，収縮期血圧が低く測定される。

付表　周期表

凡例：
- 非金属
- 金属
- 詳細不明

20℃，1気圧での単体の状態
- 気体
- 液体
- 固体

周期＼族	1	2	3	4	5	6	7	8	9
1	1H 水素 1.008								
2	3Li リチウム 6.941	4Be ベリリウム 9.012							
3	11Na ナトリウム 22.99	12Mg マグネシウム 24.31							
4	19K カリウム 39.10	20Ca カルシウム 40.08	21Sc スカンジウム 44.96	22Ti チタン 47.87	23V バナジウム 50.94	24Cr クロム 52.00	25Mn マンガン 54.94	26Fe 鉄 55.85	27Co コバルト 58.93
5	37Rb ルビジウム 85.47	38Sr ストロンチウム 87.62	39Y イットリウム 88.91	40Zr ジルコニウム 91.22	41Nb ニオブ 92.91	42Mo モリブデン 95.95	43Tc テクネチウム (99)	44Ru ルテニウム 101.1	45Rh ロジウム 102.9
6	55Cs セシウム 132.9	56Ba バリウム 137.3	57〜71 ランタノイド	72Hf ハフニウム 178.5	73Ta タンタル 180.9	74W タングステン 183.8	75Re レニウム 186.2	76Os オスミウム 190.2	77Ir イリジウム 192.2
7	87Fr フランシウム (223)	88Ra ラジウム (226)	89〜103 アクチノイド	104Rf ラザホージウム (267)	105Db ドブニウム (268)	106Sg シーボーギウム (271)	107Bh ボーリウム (272)	108Hs ハッシウム (277)	109Mt マイトネリウム (276)

	3	4	5	6	7	8
ランタノイド	57La ランタン 138.9	58Ce セリウム 140.1	59Pr プラセオジム 140.9	60Nb ネオジム 144.2	61Pm プロメチウム (145)	62Sm サマリウム 150.4
アクチノイド	89Ac アクチニウム (227)	90Th トリウム 232.0	91Pa プロトアクチニウム 231.0	92U ウラン 238.0	93Np ネプツニウム (237)	94Pu プルトニウム (239)

凡例（元素表示）：
- 原子番号
- 元素記号
- 元素名
- 原子量

※原子量は，質量数 12 の炭数（^{12}C）を 12 とし，これに対する相対値とする。
※この表に示した 4 桁の原子量は，日本化学会原子量専門委員会が 2017 年に発表した 4 桁の原子量表に基づいている。
※安定同位体がなく，天然で特定の同位体組成を示さない元素については，その元素の放射性同位体の質量数の一例を（　）内に示した。

周期表

10	11	12	13	14	15	16	17	18
								2He ヘリウム 4.003
			5B ホウ素 10.81	6C 炭素 12.01	7N 窒素 14.01	8O 酸素 16.00	9F フッ素 19.00	10Ne ネオン 20.18
			13Al アルミニウム 26.98	14Si ケイ素 28.09	15P リン 30.97	16S 硫黄 32.07	17Cl 塩素 35.45	18Ar アルゴン 39.95
28Ni ニッケル 58.69	29Cu 銅 63.55	30Zn 亜鉛 65.38	31Ga ガリウム 69.72	32Ge ゲルマニウム 72.63	33As ヒ素 74.92	34Se セレン 78.97	35Br 臭素 79.90	36Kr クリプトン 83.80
46Pd パラジウム 106.4	47Ag 銀 107.9	48Cd カドミウム 112.4	49In インジウム 114.8	50Sn スズ 118.7	51Sb アンチモン 121.8	52Te テルル 127.6	53I ヨウ素 126.9	54Xe キセノン 131.3
78Pt 白金 195.1	79Au 金 197.0	80Hg 水銀 200.6	81Tl タリウム 204.4	82Pb 鉛 207.2	83Bi ビスマス 209.0	84Po ポロニウム (210)	85At アスタチン (210)	86Rn ラドン (222)
110Ds ダームスタチウム (281)	111Rg レントゲニウム (280)	112Cn コペルニシウム (285)	113Nh ニホニウム (278)	114Fl フレロビウム (289)	115Mc モスコビウム (289)	116Lv リバモリウム (293)	117Ts テネシン (293)	118Og オガネソン (294)

63Eu ユウロピウム 152.0	64Gd ガドリニウム 157.3	65Tb テルビウム 158.9	66Dy ジスプロシウム 162.5	67Ho ホルミウム 164.9	68Er エルビウム 167.3	69Tm ツリウム 168.9	70Yb イッテルビウム 173.0	71Lu ルテチウム 175.0
95Am アメリシウム (243)	96Cm キュリウム (247)	97Bk バークリウム (247)	98Cf カリホルニウム (252)	99Es アインスタイニウム (252)	100Fm フェルミウム (257)	101Md メンデレビウム (258)	102No ノーベリウム (259)	103Lr ローレンシウム (262)

新体系看護学全書

基礎科目

物理学

2006年12月13日	第1版第1刷発行	定価(本体2,500円+税)
2019年11月29日	第2版第1刷発行	
2025年 2 月10日	第2版第4刷発行	

編　集｜平田　雅子©　　　　　　　　　　　　　　　　　　　〈検印省略〉

発行者｜亀井　淳

発行所｜株式会社 メヂカルフレンド社

https://www.medical-friend.jp

〒102-0073　東京都千代田区九段北3丁目2番4号　麹町郵便局私書箱48号

電話｜(03) 3264-6611　振替｜00100-0-114708

Printed in Japan　落丁・乱丁本はお取り替えいたします
ブックデザイン｜松田行正 (株式会社マツダオフィス)
印刷｜大盛印刷(株)　製本｜(株)村上製本所
ISBN 978-4-8392-3367-9　C3347
000571-001